Le corps messager

Des mêmes auteurs

Ouvrages d'Isabelle Filliozat

L'alchimie du bonheur. Utiliser le stress pour réussir sa vie, Paris, Dervy, 1992, 1998.

Trouver son propre chemin. La conscience de soi en 60 exercices, Paris, L'âge du Verseau, 1991 ; Press Pocket, 1992.

Le défi des mères. Pour en finir avec le sentiment de culpabilité des mères qui travaillent (co-auteur : Anne-Marie Filliozat), Paris, Dervy, 1994.

L'intelligence du cœur. Rudiments de grammaire émotionnelle, Paris, J.C. Lattès, 1997 ; Marabout, 1999.

Au cœur des émotions de l'enfant. Comprendre son langage, ses rires et ses pleurs, Paris, J.C. Lattès, 1999 ; Marabout, 2001.

Que se passe-t-il en moi ?, Paris, J.C. Lattès, 2001 ; Marabout, 2002.

L'année du bonheur, Paris, J.C. Lattès, 2002 ; Marabout, 2003.

Ouvrage d'Hélène Roubeix

À la rencontre de soi, Paris, A. Carrière, 2000.

Isabelle Filliozat
Hélène Roubeix

Le corps messager

Quand la maladie nous parle de nous

Nouvelle édition

LA MÉRIDIENNE ÉDITION
DESCLÉE DE BROUWER

Pour la présente édition

ISBN 2-904-299-35-1

76 *bis*, rue des Saints-Pères, 75007 Paris
www.descleedebrouwer.com

ISBN 2-220-05376-8

Cette encre rouge…
Incarnat
rouge de la chair
rouge sang
rouge comme l'amour
rouge comme
notre souffrance
de voir l'homme
se détruire
par égocentrisme
et ignorance
de lui-même

Préfaces pour la nouvelle édition

Vous avez entre les mains mon tout premier livre, écrit voici vingt-deux ans. J'étais bien jeune à l'époque. Pourtant, les idées développées n'ont pas pris une ride. Comme vous le lirez dans l'introduction originale, cet ouvrage était mon mémoire de clinicienne en Analyse transactionnelle. Il couronnait ma formation de psychothérapeute et m'a permis d'être acceptée dans le métier que j'exerce encore aujourd'hui. Il a été publié une première fois, sous forme de fascicule, par l'Institut français d'analyse transactionnelle. Puis Anne Valentin, directrice des éditions La Méridienne a décidé de lui offrir une nouvelle vie. Vingt ans plus tard, La Méridienne et Desclée de Brouwer décident de sa réédition. Nous avons choisi, Hélène Roubeix et moi, de le publier tel quel, sans ajout ou correction. Le texte est donc l'original. À l'époque très novateur, cet ouvrage a été rejoint depuis par de nombreux autres. L'idée d'une origine psychosomatique des maladies a fait son chemin dans les esprits.

Depuis cette première parution, sans quitter mon métier de psychologue-psychothérapeute, je suis devenue écrivaine. Mon style a évolué. Dans ce *Corps messager*, si les idées sont d'actualité, la démonstration est encore scolaire... C'est l'étrangeté de notre société : à l'école, on doit entrer dans un modèle qu'il nous faudra oublier le plus rapidement possible dans la vie adulte pour avoir quelques chances d'être lu ou entendu. Les notes obtenues dans le système éducatif ne sont pas toujours représentatives des réussites futures... (message subtil à l'attention des parents inquiets...).

Cette approche théorique du processus psychosomatique a intéressé de nombreux lecteurs et lectrices. Ils nous ont dit avoir, non seulement aimé, mais avoir été aidés par ce petit livre. Nous avons accepté l'idée de sa pertinence et de son utilité.

Avec le recul, je salue l'audace de ma pensée. À vingt-trois ans, j'ai imaginé le concept d'homéodynamique pour rendre compte de la subtile harmonie entre les deux tendances du vivant : le maintien de l'identité et l'évolution. Le cadre théorique de l'homéostasie, le plus souvent utilisé, ne mettait en évidence que le maintien de la stabilité, la conservation de l'identité. Cela me paraissait réducteur. Il y a dans la nature un mouvement vers l'extérieur, vers la croissance, vers le nouveau... Nous démontrons dans ce livre que l'évolution est un besoin. J'ai éprouvé étonnement, pointe de jalousie et fierté à retrouver ce concept d'homéodynamique quelques années plus tard sous la plume d'un biochimiste américain[1]... Il n'avait probablement pas lu *Le corps messager*, mais avait parcouru le même cheminement mental que moi.

Ma liberté de penser, je la dois à mes parents, à leur accompagnement respectueux et permissif. Je leur rends ici hommage. Dans cette période où l'autorité, les limites, les punitions, reviennent en masse, il me paraît important de souligner combien la liberté mais aussi le respect dont j'ai joui m'ont servie.

J'ai choisi d'ajouter au texte original du *Corps messager* un autre mémoire, réalisé pour obtenir mon diplôme de maîtrise en psychologie clinique à l'université Paris-V. *Les facteurs psychiques dans l'origine du cancer du sein*[2]. À cette époque, le lien entre psychisme et cancer était loin d'être reconnu. Les publications en français étaient rares. Aujourd'hui, alors que fleurissent les livres sur les liens entre le corps et l'esprit, j'ai plaisir à partager ce travail.

Mes deux parents sont psychologues et psychothérapeutes. Depuis vingt ans, mon père, Rémy Filliozat, accompagne des personnes malades vers la santé et forme des professionnels. Il a forgé, avec ma mère, Anne-Marie Filliozat-Cosson, le nouveau métier de Conseil en santé holistique.

Mon père et moi collaborons pour écrire une suite plus pratique à cet ouvrage. *Je dis non à la maladie, je dis oui à son message* sera publié prochainement.

---

1. Steven Rose, *Lifelines : Biology beyond determinism*, New York, Oxford University Press, 1998.

2. En annexe.

En attendant ces outils concrets pour aider votre corps à guérir, et votre vie à se rééquilibrer, *Le corps messager* vous guidera dans la reconnaissance et l'acceptation de vos besoins.

Isabelle FILLIOZAT

En relisant *Le corps messager*, vingt-deux ans après l'avoir écrit avec Isabelle, je prends conscience de la justesse de notre représentation de la maladie alors que nous débutions dans le métier de psychothérapeutes, ainsi que du chemin parcouru depuis lors. J'aime beaucoup le titre de ce livre. J'en suis de plus en plus convaincue : notre corps est un messager extraordinaire. Messager merveilleux et extrêmement précis de ce qui se passe en nous à chaque instant de notre vie.

Je prends un exemple simple : en parlant avec une personne, je ressens tout à coup une sensation d'oppression dans la poitrine, d'étouffement. Si je prends le temps de sentir et d'écouter ce que me dit mon corps à cet instant, je vais peut-être découvrir que cette personne est en train de devenir intrusive à mon égard, qu'elle cherche consciemment ou inconsciemment à entrer dans mon espace intime et qu'il est temps pour moi de renforcer mes frontières intérieures et de lui poser des limites.

Si je n'écoute pas mon corps, et la sensation qu'il me donne comme un signal : quelque chose n'est pas juste dans la relation, je ne vais donc rien changer. Et si mes contacts avec cette personne deviennent fréquents, dans ma vie professionnelle ou personnelle, je vais me sentir de plus en plus oppressée, de plus en plus étouffée, et être en même temps peut-être dans le déni de l'importance de ces messages.

Il est possible que ces signaux, à force de n'être pas entendus, deviennent des symptômes et, à la longue, une maladie. Le risque en sera d'autant plus grand si cette relation du présent réactive pour moi des expériences relationnelles du passé avec une figure familiale qui présente des ressemblances étranges avec cette personne d'aujourd'hui.

Notre corps est le messager de notre inconscient. Et « notre inconscient est un puits de ressources infinies[3] ». Il est le siège de nos émotions, de notre sensorialité, de notre intuition, de notre créativité.

Il est notre profondeur et notre essence. Et il s'exprime de façon privilégiée par notre corps. Être à son écoute à chaque instant nous évite probablement bien des maladies. Mais si nous sommes malades, il devient urgent d'aller écouter cette part de nous qui s'exprime ainsi à travers la maladie : qui est-elle, que dit-elle, quelle est sa souffrance ? Que cherche-t-elle à nous faire voir, entendre ou sentir ? Que nous

3. Milton Erickson, psychiatre et psychothérapeute américain, créateur de l'hypnose éricksonienne.

invite-t-elle à découvrir et à changer, transformer dans notre vie d'aujourd'hui ?

Ne cherchons pas à nous débarrasser de la maladie ni à lutter contre elle. Cela reviendrait à faire la guerre à une part de nous qui n'a plus d'autre moyen de se faire entendre. Nous avons probablement fait la sourde oreille aux signaux précédents. La maladie nous invite à découvrir, à contacter cette part de nous qui souffre, à l'accueillir, à l'accepter telle qu'elle est, à lui faire complètement sa place.

Apprendre à se traiter soi-même avec infiniment de bienveillance et de respect, de douceur et de tendresse est, j'en suis certaine, une excellente façon de nous aider à guérir de nos petits maux ou de nos grandes maladies, de cultiver jour après jour le jardin de notre bonne santé !

Cet art, unique à chacun, d'écouter, d'accueillir et de guérir toutes les parts de soi, celles du passé et celles du présent, est le fruit de mon expérience personnelle et professionnelle de psychothérapeute et de formatrice de psychothérapeutes. Je l'ai développé dans ma pratique de la PNL humaniste ces dernières années.

Je crois à l'indissociabilité du corps et de l'esprit.

Je crois à la puissance des messages que nous offre notre corps : ce sont des cadeaux très précieux. Je souhaite que ce petit livre qui, en ce sens, est toujours d'actualité, invite chacun à davantage d'écoute et de prise en compte de ces mesages.

Hélène ROUBEIX

Introduction

En mars 1983 déjà, lors de notre formation d'analystes transactionnelles, nous avions rassemblé nos expériences et nos réflexions. Je réfléchissais depuis un certain temps sur le phénomène de la maladie avec Hélène Roubeix. Nous avons élaboré et structuré les résultats de cette recherche.

Bien avant d'aborder l'analyse transactionnelle, je m'intéressais à la dimension psychosomatique au cours de mes études en psychologie. J'avais d'ailleurs consacré mon mémoire de maîtrise aux facteurs psychologiques dans l'origine du cancer du sein.

Le puissant clivage existant entre le physique et le psychique est frappant. Les médecins se cantonnent dans l'un, les psychologues dans l'autre, le malade, divisé, se retrouve avec un côté corps (réalité objective) et un côté psychique (réalité subjective). Réintégrer le malade dans sa globalité est devenu la préoccupation majeure de mes recherches : tenter de réunifier les différentes composantes de l'être humain, et comprendre le processus de la maladie.

Nous avons donc étudié le processus de la maladie,

sans nous limiter à des maladies spécifiques ni aux personnalités leur correspondant, nous situant délibérément dans une perspective psychologique et transactionnaliste [1]. La notion de scénario* est à la base du processus de maladie dont le mécanisme est la passivité*.

Ces concepts sont fondamentaux pour la compréhension de notre démarche (voir Prolégomènes).

Notre analyse du processus de la maladie prend tout son sens dans le cadre d'un modèle théorique de l'équilibre de l'organisme. Comme le modèle *homéostatique*, trop souvent utilisé, nous paraissait insuffisant pour rendre compte du dynamisme humain, nous lui avons préféré un modèle plus adapté, qu'ici nous inaugurons : l'*homéodynamique*.

La maladie est liée à la satisfaction d'un besoin méconnu. Le psychique et le physiologique ont une fonction en commun : maintenir la vie. Satisfaire les besoins vitaux devient une priorité. Éric Berne a décrit trois niveaux de besoins : *stimuli*, *reconnaissance*, *structure*. Nous avons choisi d'élaborer une classification différente, issue de nos observations sur le sujet, en distinguant trois niveaux de besoins fondamentaux : *physiques*, *psychologiques* (émotionnels et cognitifs) et *spirituels*.

Nous ne pouvons pas séparer le corps de l'esprit.

---

1. Transactionnaliste : dans le cadre de l'Analyse transactionnelle. Modèle théorique créé par Éric Berne.

* Les mots ou expressions suivis d'un astérisque renvoient au glossaire en fin d'ouvrage.

À cette conception nous apportons l'illustration des expériences et des apports sur la physiologie du cerveau, en introduisant plus précisément la notion de *stress*. Le stress est un facteur important de fatigue de l'organisme.

La notion de *bénéfice* étant classiquement associée à l'étude psychologique des maladies, nous nous sommes attachées à découvrir l'impact de la non-reconnaissance et/ou de la non-satisfaction des besoins sur le processus de la maladie. Nous avons étudié les bénéfices primaires et secondaires avant d'illustrer l'ensemble de cette recherche par une étude de cas.

C'est l'articulation même du psychique et du physique qui éclaire la fonction de la maladie à un moment donné de la vie d'une personne et permet de découvrir comment le corps s'institue messager des conflits.

Isabelle FILLIOZAT

Prolégomènes[1]

Deux concepts d'Analyse transactionnelle sont au centre de notre analyse : le scénario et la passivité.

Le scénario définit les forces et les faiblesses d'une personne, il détermine son mode d'adaptation à son environnement. Outre que les décisions de scénario peuvent mener directement à la maladie (voir chapitre 5), les restrictions et limitations qu'elles imposent peuvent empêcher d'agir et de réagir de façon adéquate dans le monde, de satisfaire ses besoins et de résoudre les problèmes ; la maladie peut alors constituer une option pour tenter de satisfaire un besoin méconnu, ou de s'adapter à l'environnement, résoudre un problème.

Les mécanismes par lesquels un individu peut choisir cette solution de la maladie lorsqu'il est bloqué par son scénario sont les mécanismes de la passivité.

---

1. Préface contenant les notions préliminaires nécessaires à l'intelligence d'un livre.

Le scénario

« Le scénario est un plan de vie qui repose sur des décisions prises par la personne à un stade quelconque de son développement, inhibe sa spontanéité et entrave sa souplesse dans sa manière de résoudre les problèmes et de vivre ses relations » (Richard Erskine).

Si la personne peut prendre des décisions à un stade quelconque de son développement, il est admis que les plus puissantes sont celles qui sont prises le plus tôt dans la vie. Ces décisions sont prises à un âge où l'enfant ne possède pas suffisamment d'éléments pour juger de leur bien-fondé, soit à l'occasion d'un événement traumatique sous la pression émotionnelle, soit sous l'influence parentale, par peur de la perte de l'amour et de la protection des parents.

L'enfant apprend très tôt comment il lui faut se comporter dans ce monde pour obtenir ce dont il a besoin. En fonction de ce qu'il entend, voit, sent, il se fait une idée sur qui il est (quelqu'un de doué, de beau, génial ou incapable, méchant, inintéressant...), qui sont les autres (des gens qui ne peuvent le comprendre ou l'aimer, qui sont plus importants que lui ou au contraire qui sont tendres et aimants, peuvent l'aider et l'accepter...), quelles relations il peut avoir avec eux (mépris, violence, amour, intimité, admiration, dépréciation...), et dans quel monde il est tombé (un monde accueillant et intéressant ou dangereux...).

Toutes ces décisions resteront sous forme de croyances, restreignant sa liberté d'être lui, par exemple : « je dois être fort et ne pas montrer ce que je ressens », « pour obtenir quelque chose je ne dois pas le demander », « pour qu'on m'aime je dois être gentille et dévouée »…

Ses croyances scénariques empêchent la personne de reconnaître ses propres besoins et désirs et donc restreignent son épanouissement. Elles rigidifient son cadre de référence, inhibent le bon fonctionnement de l'adulte, limitent le nombre des options dans la résolution des problèmes et par conséquent diminuent l'efficacité de l'adaptation à l'environnement. Elles perturbent la vie relationnelle et la qualité des échanges avec autrui, elles nuisent à une réelle communication. Et enfin, elles interdisent à l'individu de remettre en cause celles de ses valeurs s'avérant nocives.

Lorsqu'une personne se sent menacée dans son intégrité, elle a tendance à réactiver ses croyances scénariques parce qu'elles la sécurisent et la protègent en l'abritant dans des certitudes rassurantes. Plus la personne est en situation difficile, plus elle réactive son scénario et limite ainsi ses possibilités de faire face à la situation de façon adéquate.

Les besoins méconnus cherchent satisfaction, les problèmes non résolus cherchent solution. Ce sont des gestalts* cherchant clôture. Ces clôtures sont impérieuses, elles peuvent s'effectuer au détriment de la santé de l'individu.

La passivité [2]

Si une personne, à un moment donné de sa vie, se trouve devant une impasse, un problème insoluble ou plutôt qu'elle ne sait résoudre à cause des inhibitions et restrictions venant de ses croyances scénariques, elle va se sentir coincée, impuissante. Pour maintenir son cadre de référence, ne pas risquer de le remettre en cause (il l'a bien protégée jusque-là), elle peut ignorer sélectivement les informations qui pourraient l'aider dans la résolution de son problème.

C'est le processus de méconnaissance, décrit par Jacqui Lee Schiff, par lequel la personne méconnaît soit le problème lui-même, soit son importance ou sa signification, soit la possibilité de le résoudre ou sa propre capacité à le résoudre. Les méconnaissances sont l'outil utilisé par la personne pour rester passive devant son problème.

L'objectif de la passivité est de maintenir des relations de dépendance à l'image des rapports fusionnels entre la mère et son nourrisson (symbiose). Il existe quatre types de comportements passifs : l'abstention, la suradaptation, l'agitation, l'incapacitation (mécanisme par lequel la personne se rend incapable de résoudre un problème), ou la violence.

Dans l'abstention, la personne emploie son énergie à ne rien faire et à inhiber toute action dirigée vers la résolution du problème.

2. Concept élaboré par Aaron et Jacqui Schiff.

Dans la suradaptation, elle agit en fonction de ce qu'elle imagine être les attentes des autres ou les exigences du milieu ambiant plutôt que de tenir compte de ses propres besoins. Son inaction par rapport au problème est ainsi justifiée, rationalisée par le biais de ses croyances, valeurs et idéaux. Ainsi Jacqueline, 43 ans, supporte une vie conjugale conflictuelle depuis vingt ans ; le divorce est exclu pour elle car « les enfants ne le supporteraient pas » et que de toute façon elle est catholique. Elle ne fait pas face au problème et justifie cette attitude par des rationalisations sur les exigences supposées de ses enfants ou celles de sa religion.

Lorsque les options sont ainsi bloquées, la personne entre dans un état d'agitation. La tension et les turbulences s'accumulent dans son corps sans échappatoire possible. Elles cherchent une décharge et y parviennent finalement, soit dans la violence, soit dans l'incapacitation. C'est l'incapacitation qui nous intéresse par rapport à la maladie car, à ce degré de passivité, la personne perd la responsabilité de ce qui lui arrive : « Ce n'est pas que je ne veuille pas, mais je ne peux pas. » Elle tombe malade ou s'accidente, ce qui lui permet de ne plus avoir à se prendre en charge et d'attribuer la responsabilité à la fatalité. Elle devient victime du destin.

Ce mécanisme d'incapacitation a, de surcroît, l'intérêt d'obliger les autres à s'occuper de soi sans avoir à le demander, il permet la manipulation d'autrui sans prendre le risque d'être en désaccord avec son cadre de référence*, ou d'essuyer un refus.

Isabelle, à l'âge de vingt ans, se trouvait dans une situation problématique : elle passait ses vacances à la montagne en compagnie de son frère (avec qui elle entretenait des relations difficiles) et d'un vieux berger. Elle se vit un jour dans l'obligation de descendre au village en voiture pour le ravitaillement. Ayant obtenu son permis de conduire deux ans auparavant, elle n'avait plus conduit depuis. Elle ne connaissait pas cette voiture ; les neuf kilomètres qui la séparaient du village étaient sinueux et rocailleux, la route longeant dangereusement un précipice sans parapet.

Elle aurait pu demander au berger de la conduire, mais c'eût été avouer une faiblesse. La veille du jour J, en courant après les chèvres pour la traite, elle trébucha dans les ruines, se foulant la cheville, la cheville droite, celle qui appuie sur l'accélérateur. La situation était modifiée : elle n'avait plus besoin de dire : « Je ne veux pas conduire, j'ai peur. » Sa cheville foulée, elle ne pouvait plus conduire. Le berger a conduit la voiture sans qu'elle ait à le lui demander, elle n'a pas eu à avouer sa peur.

Par la passivité, la personne maintient les sentiments, comportements, pensées qui l'empêchent de résoudre son problème. Si c'est une protection de son cadre de référence*, c'est aussi un facteur de risque sur le plan de la santé physique. Le problème non résolu, tel une gestalt ouverte, cherche sa solution, la maladie peut en être une.

Si une personne ne satisfait pas ses besoins pour

garder la protection paradoxale de son scénario, elle se rend vulnérable et, hors de sa conscience, elle risque de développer une maladie comme tentative d'obtenir satisfaction.

1
Homéodynamique

Pour mieux comprendre la maladie, regardons la façon dont circule l'énergie vitale. Le cadre théorique le plus largement utilisé pour décrire les processus énergétiques est celui de l'*homéostasie*. Il nous paraît réducteur. La vie est en mouvement. Tout en conservant son identité, en restant « le même » (homéo), l'homme change, évolue (dynamique). Il ne se contente pas de réagir à son environnement en se maintenant (homéo), il agit sur lui (dynamique).

Nous avons créé un terme : homéodynamique, auquel nous donnons le sens de recherche de l'équilibre entre ces deux tendances de stabilité et de changement.

Nous aimons dans ce mot la double signification d'homéo, du grec *homoïos*, similaire, et de dynamique, *dunamis*, puissance, force, *dunamai*, pouvoir.

L'homéostasie a une histoire : Claude Bernard, le premier, a opposé le milieu externe au milieu interne. Il démontre l'importance de maintenir le milieu interne dans un état stable : « La fixité du milieu intérieur est la condition d'une vie libre et indépendante, en dépit des changements de son environnement extérieur, le milieu interne d'un organisme vivant doit demeurer à peu près constant. »

Walter Cannon, physiologiste américain, a dénommé homéostasie ce processus physiologique coordonné, par lequel la plupart des états stables sont maintenus dans l'organisme (*stasis*, position, état). L'homéostasie décrit donc la capacité à demeurer le même : c'est le pouvoir de stabilité d'un organisme.

Ce modèle homéostatique est un modèle de réduction de tension (équilibre – déséquilibre – équilibre). Les psychologues l'ont emprunté aux physiologistes ; mais s'il s'applique bien à certaines conduites, il s'applique moins bien à d'autres.

L'organisme, pour survivre, doit maintenir un certain état d'équilibre ; tout déséquilibre crée une tension, toute tension est source de motivation. Mais un certain nombre de comportements humains semblent s'orienter vers un accroissement de tension, une recherche de stimulation, un « déséquilibre » ; ils ne visent pas à réduire une tension désagréable mais bien plutôt à accéder au plaisir. Ainsi la notion de plaisir sexuel entre difficilement dans le modèle homéostatique pour lequel la motivation de l'acte sexuel résiderait dans la phase de résolution (réduction de tension) plutôt que dans la recherche de l'orgasme (accroissement de tension).

Les études de Olds, à partir de l'implantation de micro-électrodes dans l'hypothalamus du rat (1956), montrent l'importance des stimulations conduisant au plaisir. Stimulé aux bons endroits, l'animal interrompt toute activité en cours. Si on donne au rat la possibilité de s'autostimuler en appuyant sur une pédale, il y passe les trois quarts de son temps et peut même se laisser mourir de faim. La stimulation des centres de plaisir peut être utilisée comme renforcement dans un apprentissage : or, dans la théorie, tout renforcement suppose une réduction de tension à caractère agréable. Ici le renforcement est obtenu en l'absence de besoin, c'est-à-dire en l'absence de tension.

Si ce qui provoque la motivation est une tension créée par un déséquilibre, on devrait arriver à une absence complète de motivation en l'absence de toute stimulation. L'expérience suivante, de Bexton, Heron et Scott (1957) infirme cette hypothèse : « Les sujets sont allongés confortablement dans une chambre climatisée et insonorisée, et n'ont strictement rien à faire. Ils n'aperçoivent qu'une lumière diffuse à travers des lunettes translucides, n'entendent que le léger ronflement du climatiseur, n'ont guère de sensations tactiles, leurs mains sont gantées et placées dans un cylindre de carton. Ils ne se déplacent que pour prendre leurs repas ou aller aux toilettes. Malgré le salaire élevé qui leur est offert, la plupart d'entre eux ne peuvent supporter cette situation plus de deux ou trois jours. En effet, après une douzaine d'heures, des troubles très désagréables apparaissent : hallucinations, baisse des capacités intellectuelles et motrices, perturbations émotionnelles[1]. »

1. Maurice Reuchlin, *Psychologie*, PUF, 1977.

Lorsqu'une stimulation est trop forte, trop intense, les récepteurs sensoriels élèvent leur seuil absolu de réponse perceptive. Soumise à des bruits de forte intensité, l'oreille va devenir sourde à des sons de moindre intensité. Certains schizophrènes peuvent, sans ressentir la moindre douleur, se sectionner les veines, se brûler gravement, faire apparaître des stigmates sur leur corps ; J. et A.W. Schiff ont montré que par cette insensibilisation spectaculaire ils se protégeaient d'une hypersensitivité physiologique.

L'œil est aussi très vulnérable aux agressions. William Bates a montré que la myopie, l'hypermétropie, l'astygmatisme, la plupart des maladies et accidents oculaires sont des adaptations de l'œil dues à des tensions consécutives à des émotions trop fortes. Ces travaux ont été également poursuivis par Charles Kelley.

Une stimulation distordue ou inadéquate – en fonction de la signification que la personne lui donne – est aussi source de perturbations, au même titre qu'une stimulation trop forte.

Arnold Hutschnecker illustre ce point de vue par le cas suivant :

« Mme de S. est une citadine de haut niveau culturel qui s'est mariée et est allée vivre dans un village indien des hautes Andes d'Amérique du Sud. Son mari l'a ramenée très malade aux États-Unis après quelques années avec une pression artérielle très élevée, des douleurs dans le cou et une sensation d'étouffement dans la gorge. Elle était en outre presque aveugle, ayant développé une cataracte.

Quand elle entra dans mon bureau, elle était au bord de l'évanouissement. Étant une vieille amie, elle resta pour dîner. Dans les heures qui suivirent, elle est devenue animée, charmante, rajeunie, racontant des anecdotes sur sa vie en Amérique du Sud. La transformation était étonnante. Au cours de la conversation de ce soir-là, elle fit à plusieurs reprises la remarque suivante : "Je ne pouvais plus supporter de voir ce mur de montagnes."

La cataracte fut soignée, la santé de la patiente s'améliora, puis vint le moment de retourner dans les Andes. Sa pression artérielle soudain remonta ; mais parce que la relation qu'elle avait avec son mari était très étroite, elle ne pouvait rester sans lui aux États-Unis. Elle retourna tant bien que mal dans ses montagnes et moins d'une année plus tard, elle revint à New York avec une rétine décollée. Elle passa un mois à l'hôpital et subit une opération qui fut un échec total.

Pendant ce temps, son mari entreprit des négociations en vue de vendre la plus grande partie de ses terres. Graduellement sa santé s'améliora. L'œil commença de guérir. Quand ils reprirent l'avion pour les Andes, elle espérait qu'avec la vente des terres, ils pourraient enfin revivre à New York, là où elle pourrait retrouver la vie qu'elle aimait, la musique, le théâtre et ses amis.

Avec la promesse qu'elle pourrait un jour "escalader" ce mur de montagnes et se réjouir à nouveau du monde qui lui était caché, la patiente n'avait plus besoin d'effacer la vision de ses murs de prison. Elle avait alors le soutien de l'espoir pour contrebalancer sa pulsion destructrice ; elle retrouvait son désir de vivre car elle n'avait plus besoin d'attendre le jour réel de sa délivrance pour recommencer à vivre. Elle a pu se permettre de vivre complètement et même de prendre du plaisir à la vision de ces pics majestueux[2]. »

En conclusion, il existe pour chaque personne un optimum de stimulations en termes de quantité et de qualité. La qualité dépend de la signification que l'on donne au stimulus.

Les tenants du modèle homéostatique répondent que l'état d'équilibre n'est pas l'état de repos, mais le degré optimum d'activité d'un système. C'est une conception cybernétique du système nerveux. Le modèle homéostatique a été bâti à partir d'un certain nombre de comportements liés aux besoins physiologiques. Il est en partie apte à rendre compte de ces comportements mais de ceux-là seulement. Il procède d'un certain réductionnisme biologique.

Miller, dans le domaine du conditionnement de la peur, signale le paradoxe suivant : « Dans le cas où une peur est apprise sous l'effet d'une stimulation nociceptive intense (brûlure), il est manifeste que le renforcement intervient au moment où cette

2. A. Hutschnecker, *The Will to Live*, Cornerstone Library, 1978.

stimulation commence. Il est difficile de considérer ce moment comme celui d'une réduction de tension. Si celle-ci se produit, c'est lorsque la stimulation cesse ; mais on peut difficilement admettre que c'est l'arrêt de la stimulation qui intervient dans l'acquisition de la peur. »

Il existe d'autres motivations que purement physiologiques :

– Les motivations sociales. Leur caractère fondamental est reconnu depuis un demi-siècle : Bayer (1929), dans une expérience, rassasie une poule : il en met une deuxième à côté, la première se remet à manger. Si on rajoute une troisième poule, la première mange encore plus. Mais si les trois poules sont mises ensemble en présence de la nourriture, elles ne mangent pas plus qu'elles n'ont faim.

– Les motivations cognitives : Butler (1954) fait l'expérience suivante : des singes enfermés dans une cage opaque apprennent à discriminer une petite fenêtre signalée par un panneau bleu pouvant s'ouvrir, d'une autre petite fenêtre verrouillée signalée par un panneau jaune. Le renforçateur de l'expérience est constitué par la seule possibilité pour l'animal qui a ouvert la fenêtre de voir ce qui se passe dans le laboratoire pendant trente secondes.

Dans une autre expérience, des rats placés dans un labyrinthe en Y ont tendance à emprunter alternativement l'une et l'autre des deux branches (« alternation »). Cette tendance persiste même si une petite quantité de nourriture est placée dans l'une des deux branches. Seule une grande quantité la fait disparaître. Tout se passe comme si deux pulsions étaient en conflit : une tendance vers la nourriture et une tendance vers l'exploration.

De même, comment expliquer des comportements complexes et s'étalant dans le temps tels que la construction d'un nid, l'essaimage des abeilles, les rituels d'accouplement… Le concept d'instinct a été évoqué mais ne résout rien.

Pour l'homme, les perspectives temporelles jouent un rôle déterminant : il planifie ses activités, se fixe des buts et organise sa vie dans le sens qu'il choisit. Nous intégrons ces comportements à la dimension spirituelle de l'individu en tant qu'ils ont rapport avec le sens de sa vie et la place qu'il se donne dans l'univers.

Dans cette classification, les motivations s'étagent sur trois plans : physiologique ou corporel, psychologique (social ou émotionnel, cognitif ou intellectuel) et spirituel.

Ce seront les trois niveaux de besoins de l'homme que nous allons approfondir en relation avec le concept d'homéodynamique.

L'homme ne fait pas que réagir à des perturbations de son milieu, il crée sa vie, il a du pouvoir sur sa destinée, il est puissant et plie souvent son environnement à sa volonté de réaliser les objectifs qu'il se fixe.

« La santé n'est pas un état stable, c'est un état de balance, d'équilibre maintenu par des ajustements perpétuels à des forces internes et externes. À travers les âges, jours, heures, nous réagissons aux conditions de vie, à la faim, à la chaleur, à la fatigue, au plaisir, à l'ambition, aux peurs, aux jalousies, aux deuils, aux douleurs, aux défaites et aux victoires [3]. »

La recherche de cet équilibre demande beaucoup d'énergie et de prise en charge de soi-même.

La maladie est le résultat d'une faiblesse dans la maintenance de cet équilibre.

3. A. Hutschnecker, *The Will To Live*, *op. cit.*

2

Les trois niveaux de besoins

Berne décrit trois types de besoins : le besoin de stimuli (*stimulus hunger*), le besoin de signes de reconnaissance (*recognition hunger*) et le besoin de structure que l'on peut aussi traduire par besoin de cohérence (*structure hunger*).

Nous établissons une classification quelque peu différente pour rendre compte de la « dynamique » d'une part (la classification de Berne se comprend dans un modèle homéostatique) et intégrer les motivations spirituelles d'autre part.

Nous distinguons trois niveaux de besoins : physiques, psychologiques (émotionnels/intellectuels) et spirituels, s'organisant autour du désir de vivre.

Besoins physiques

Dans ce niveau nous intégrons deux types de besoins, selon notre principe de l'homéodynamique : le besoin de stimulations physiques qui permet à l'homme la confirmation de son identité (*homéo*), et le plaisir (*dynamique*).

Homéo

La peau enveloppe le corps, elle délimite l'intérieur. Le contact permet l'expérience de la différence entre ce qui est moi et non-moi, il est fondamental dans l'élaboration du schéma corporel, de la sensation d'identité physique.

Pour maintenir le sentiment de cette identité, pour se sentir exister, l'homme a besoin d'une certaine dose de stimulations physiques. Si on l'enferme dans des chambres d'isolation sensorielle, cela provoque immanquablement des désordres graves tant sur le plan physique que psychique.

« Il existe deux sortes de stimulations : internes et externes. À la croisée des deux se trouve confirmé le sentiment de l'identité » (Alain Crespelle, « Échographie de l'identité », cycle de 5 ateliers didactiques).

Si les stimulations venant de l'extérieur sont insuffisantes, la personne aura besoin, pour conserver le sentiment de son identité, d'augmenter les stimulations qu'elle se fournit elle-même, elle va s'autostimuler.

Les bébés gazouillent dans leurs berceaux, se créant ainsi des stimulations auditives et kinesthésiques.

Si une personne ne s'autorise pas l'autostimulation, son corps risque de réagir : la douleur peut être une façon de conserver le sentiment de son existence : « Je souffre donc je suis. » D'une manière générale, nous utilisons la douleur pour être sûrs que nous sommes bien là. « Pince-moi pour me prouver que je ne rêve pas. »

Dans les traditions orientales, on donne trois causes de maladie : l'hypostimulation, l'hyperstimulation et la stimulation distordue.

L'eczéma [1] des bébés peut être interprété comme lié à une stimulation insuffisante. Le parent peut avoir refusé, même brièvement, l'enfant pendant la grossesse et/ou être ambivalent à son égard. L'eczéma refléterait une angoisse d'abandon de l'enfant motivée par cette ambivalence (amour et rejet) du parent. En réalité, ce n'est pas vraiment l'enfant que le parent rejette, mais ce qu'il lui renvoie des sentiments de rage, de frustration, d'impuissance de sa propre histoire.

Du côté du bébé, le mauvais état de sa peau « explique » le contact ambivalent du parent. Pour se défendre, et surtout conserver intacte l'idée que son parent l'aime et le protège, l'inconscient de l'enfant génère ces manifestations eczémateuses qui font tampon aux émotions du parent, disent son angoisse

1. Nous rappelons que l'eczéma, comme toute maladie, doit être resitué dans l'histoire de la personne. Les hypothèses ici présentées ne sont que des pistes d'interprétation et en aucun cas des vérités pour tous. D'autre part, nous savons aujourd'hui que nombre d'eczémas sont génétiquement programmés et que des réactions eczématiformes peuvent être induites par l'ingestion de certains aliments (lait de vache, arachide…) et par la pollution (note de l'auteur, nouvelle édition 2003).

de séparation, et demande des soins, donc de l'attention.

Du côté du parent, tout à la fois, l'eczéma fournit une justification à ses impulsions de rejet et lui donne la permission de caresser son bébé par l'intermédiaire des crèmes et dans le cadre de massages codifiés.

Tout ce processus se déroule évidemment dans l'inconscient du parent et de l'enfant.

Dans notre société, un adulte n'est pas censé avoir besoin de contacts physiques en dehors du cadre de sa sexualité. Aussi, dès son plus jeune âge apprend-il à restreindre ses besoins de contact. Déjà à la clinique la mère apprend à ne pas trop prendre son enfant dans les bras en dehors des soins, et plus tard à ne pas trop le caresser : « Ne le touche pas tant, tu vas le rendre sensuel ! »

Pour rester en bonne santé, il nous faut prendre soin de notre corps, reconnaître et accepter cette nécessité fondamentale d'être touché, caressé et en prendre les moyens.

Dynamique

Outre les stimulations lui permettant de sentir son corps et de maintenir l'idée de son schéma corporel, l'homme recherche un autre type de stimulations : le plaisir.

Par l'intermédiaire de ses cinq sens, l'homme se procure des sensations agréables. Le Bouddha, homme « réalisé » par excellence ne dédaigne pas les sensations agréables. Sans être attaché aux plaisirs des sens, il ne les refuse pas. Siddharta Gautama, c'était son nom, après avoir expérimenté la voie de l'ascétisme le plus dur s'en est détourné comme étant contraire à la vie et inutile dans la quête de l'illumination.

Le rituel bouddhique implique et occupe les cinq sens. Le Bouddha est entouré de fleurs et d'encens pour que son nez reçoive d'agréables effluves, l'autel est beau aux yeux, les paroles qui sortent de sa bouche sont belles et satisfont ses oreilles, ses mains sont au contact l'une de l'autre ou tiennent un chapelet de bois précieux. Il est dit de plus qu'il apprécie les mets raffinés.

Si les organes des sens sont des outils de perception, ils sont aussi source de plaisir. L'homme a des désirs. S'il les satisfait il accède au plaisir, sinon il ressent de la frustration.

Une mauvaise gestion des désirs engendre la frustration, cause d'affaiblissement de l'organisme (le corps préparé à recevoir se voit privé de sa gratification) voire d'accumulation de ressentiment.

La sexualité fait aussi partie des besoins physiques dynamiques. L'orgasme n'est pas nécessaire à la survie de l'homme mais il contribue grandement à son épanouissement physique et psychique. La sexualité n'est pas seulement nécessaire à la procréation, elle procure du plaisir et permet une bonne circulation de l'énergie dans le corps.

Besoins psychologiques

Besoins émotionnels

« On ne peut étudier la psychologie de l'homme sans étudier ses rapports avec ses congénères » (Freud).

Par niveau de besoins émotionnels, nous entendons toutes les motivations affectives et sociales, tant dans les échanges et relations sociales (homéo) que dans la gestion des émotions (dynamique).

Homéo

Le problème de la privation sociale se pose depuis longtemps, mais ce n'est finalement que depuis peu que le caractère fondamental des motivations sociales est reconnu.

La première expérience sur la privation émotionnelle chez l'enfant a été menée par l'empereur Frédéric II qui régna de 1712 à 1786. Voici l'expérience telle qu'elle est racontée par un chroniqueur de l'époque, Salimbeni :

« La seconde folie de Frédéric fut qu'il voulut savoir quel genre de langage et quelle manière de parler auraient les enfants s'ils n'avaient parlé à personne auparavant. Il ordonna donc aux nourrices et aux nurses d'allaiter les enfants, de les baigner, de les laver mais de ne babiller avec eux et de ne leur parler d'aucune façon, car il voulait savoir si ces enfants parleraient l'hébreu, qui était le plus ancien, le grec, le latin ou l'arabe ou peut-être la langue de leurs parents. Mais il chercha en vain, car tous les enfants moururent. Ils ne pouvaient vivre sans les caresses, les visages joyeux et les mots d'amour de leurs nourrices. »

Bowlby, dans sa théorie de l'attachement, décrit les comportements de l'enfant (sucer, s'accrocher à, suivre, pleurer, sourire) qui lui permettent de survivre parce qu'ils provoquent les soins maternels et permettent les contacts intimes du bébé avec sa mère. Le comportement d'attachement aurait une fonction biologique de protection.

Heinroth puis Lorenz ont décrit *le phénomène d'empreinte* : c'est un comportement commun à plusieurs espèces animales qui se manifeste par la tendance du nouveau-né à suivre le premier objet mobile qu'il perçoit. N'importe quel objet peut être déclencheur du phénomène d'empreinte, du moment qu'il bouge.

La nature du contact fourni par le corps de la mère apparaît comme un facteur essentiel de l'attachement. Ce réconfort du contact a un effet bien plus marqué que celui du renforcement alimentaire. Ceci est démontré par l'expérience suivante sur les singes macaques menée par Harlow.

Il élève de jeunes singes au biberon sans contact avec leur mère et leur offre deux mères-substituts ; l'une formée de grillage sur lequel est fixé un biberon, l'autre formée de chiffons. Les bébés singes passent tout leur temps sur la seconde, ne se rapprochant de la première que pour se nourrir.

D'autre part il a démontré qu'un isolement social, partiel ou total pendant la période de développement produit des effets graves sur l'adaptation ultérieure de l'animal : il reste passif, ne joue pas avec les autres ou bien se montre très agressif. Devenues adultes, les femelles élevées sans mère négligent et repoussent leur premier enfant.

Il existe un parallélisme entre les comportements pathologiques des singes élevés dans de mauvaises conditions et la psychopathologie humaine.

René Spitz décrit la dépression anaclitique qui survient progressivement chez l'enfant privé de sa mère après qu'il a eu avec elle pendant au moins les six premiers mois de sa vie une relation normale. Ce trouble peut disparaître si l'enfant retrouve sa mère ou un substitut acceptable avant une période critique qui peut se situer entre la fin du troisième mois de séparation et la fin du cinquième mois.

C'est une privation partielle d'affects qui se manifeste ici par un désintérêt progressif face à l'entourage, une perte d'appétit, des troubles du développement pondéral et général, une diminution de la motilité, la disparition de l'activité auto-érotique, de l'insomnie, une rigidité du visage, la position couché, à plat ventre.

La dépression anaclitique, carence partielle, est à distinguer de l'hospitalisme, carence totale d'affects.

Spitz a repris le concept d'hospitalisme (utilisé pour la première fois par Pfaundler en 1915) pour décrire « l'ensemble des perturbations somatiques et psychiques provoquées sur des enfants (pendant les dix-huit premiers mois de leur vie) par un séjour prolongé dans une institution hospitalière où ils sont complètement privés de leur mère » (Laplanche et Pontalis).

Après la séparation d'avec la mère, les enfants passent rapidement par les stades décrits dans la privation partielle. Ces stades franchis, le retard devient évident. Complètement passifs, ces enfants gisent dans leur lit, le visage vide d'expression, ne se retournent pas, ont des spasmes de la tête et des mouvements bizarres des doigts. Spitz compare cette évolution aux trois stades décrits par Hans Selye dans le syndrome général d'adaptation, stade d'alarme, phase de résistance et stade d'épuisement.

Dans les cas les plus graves, les désordres peuvent aller jusqu'au marasme et à la mort. Les conséquences d'une telle carence affective totale sont durables voire irréversibles.

Lorsque l'enfant accède au symbolisme, il remplace petit à petit un certain nombre de caresses physiques par des caresses verbales.

Pour confirmer son identité, l'homme a le besoin fondamental d'être reconnu par les siens. Il a besoin de signes de reconnaissance.

« Les stimuli de contact sont nécessaires à la survie physique, les stimuli sans contact à la survie psychologique. Les premiers étanchent la soif de stimuli, les seconds la soif d'être reconnu » (Éric Berne[2]).

Les signes de reconnaissance sont indispensables à la vie de l'adulte comme à celle de l'enfant, se les voir refuser est la plus grande peur de l'homme. Pour l'enfant, c'est une question de survie que de n'être pas rejeté par ses parents, car il dépend totalement d'eux. Être abandonné signifie pour lui la mort, ce qui confère aux parents la toute-puissance. Il est fondamental pour l'enfant d'avoir la certitude que ses parents lui assurent amour et protection, il est donc prêt à tout pour les obtenir, à se plier aux exigences de ses parents, notamment en ce qui concerne les échanges de signes de reconnaissance. Il va apprendre à demander, ou à ne pas demander, ce qui lui est nécessaire, parce que c'est dangereux et qu'il risque de se voir rejeter.

S'il ne reçoit pas suffisamment de signes de reconnaissance positifs, il peut apprendre à se contenter de signes de reconnaissance négatifs, préférables à l'indifférence.

Il ne va plus oser dire non à ce qui ne lui convient pas, il va s'essayer à ne donner que ce qu'il imagine qu'on attend de lui, construisant ainsi un dispositif paradoxal de protection de façon à obtenir le maximum de signes de reconnaissance en prenant un minimum de risques. Il élabore de cette façon

2. Nous ne faisons pas la même distinction que Berne et nous pensons que la survie psychique nécessite du contact physique.

l'économie des signes de reconnaissance qu'il utilisera toute sa vie.

Trop souvent nous gérons les signes de reconnaissance avec une parcimonie excessive qui nous conduit à vivre bien en dessous de nos besoins et en perpétuel état de manque. Ainsi fragilisés nous sommes plus vulnérables aux perturbations et agressions.

Nous ne pouvons nier nos besoins très longtemps, si nous ne prenons pas la responsabilité de les satisfaire, nous allons escalader les degrés de la passivité.

Taibi Kahler a montré qu'en période de sous-alimentation de signes de reconnaissance nous avons tendance à prendre les comportements et attitudes que nous demandaient nos parents pour nous donner des marques d'attention : faire plaisir, être parfait, être fort, faire des efforts ou se dépêcher. Si cela n'est pas suffisant et que la carence s'aggrave, nous commençons à utiliser des techniques manipulatoires plus appuyées (jeux psychologiques*, rackets*) ; finalement nous en venons à rejeter les autres, être rejetés, être abandonnés et donc nous retrouver seuls (bénéfice final de scénario*) et désespérés [3].

Par le biais des jeux* et des rackets* nous obtenons passivement ce dont nous avons besoin, contraignant

3. D'après les études menées auprès de malades graves et notamment cancéreux, il apparaît que le désespoir tient une place importante dans le processus de la maladie.

les autres à nous le donner sans courir le risque d'une demande qui pourrait être rejetée.

La somatisation est la voie royale de la manipulation. Le malade en effet ne peut décemment être tenu pour responsable de ce qui lui arrive ! Les enfants sont particulièrement habiles à manipuler de la sorte leur mère. Ils lui extorquent attention, temps, soins, en tombant malades quand ils sentent qu'elle s'occupe insuffisamment d'eux.

Il est parfois difficile de guérir lorsque l'on se rend compte des bénéfices que la maladie apporte – attention, sollicitude de la part des autres... – (se reporter au chapitre 5 sur les bénéfices de la maladie).

Les signes de reconnaissance ainsi obtenus font office de renforcement de la passivité. L'aventure de Julie illustre bien cet aspect :

Julie se foule la cheville samedi matin et ayant projeté d'aller danser le soir même, passe sa journée à se masser et se soigner tout en recevant des marques de compassion de son entourage. Le lendemain elle va mieux, ses amis interprètent ce mieux en disant : « Si tu as pu danser hier soir, c'est que ce n'était pas si grave que ça ! »

Julie ressent de la frustration et de la colère parce qu'elle se sent méconnue. En effet, si elle va mieux aujourd'hui, c'est parce qu'elle a fait en sorte de se soigner, et que c'est elle qui est responsable de son état, ce n'est pas la non-gravité de sa foulure qui est en cause. (D'une façon générale dans l'opinion publique, un schizophrène qui guérit n'a jamais été schizophrène, un cancéreux qui, par d'autres techniques que celles de la médecine allopathique, se débarrasse de ses tumeurs n'a jamais eu de cancer...) Par sa guérison, Julie se voit privée des signes de reconnaissance qu'elle obtenait et elle se rend compte qu'elle pourrait entretenir sa foulure pour les recouvrer. (La conscience de ce choix n'est évidemment pas toujours aussi claire, mais Julie était au fait de ces théories psychosomatiques.)

« L'absence de récompense engendre l'apathie, mais un excès de gratification en réduit la valeur et engendre la satiété » (G. Homans).

Si nous recevons trop de louanges, elles finissent par nous paraître négligeables et peu crédibles et nous en arrivons à leur accorder trop peu d'importance ; ainsi, par extension, à toutes les caresses. Il existe pour chacun d'entre nous un optimum de signes de reconnaissance quantitatif mais également un optimum qualitatif.

Si en cas de pénurie nous nous contentons de coups, de critiques et d'injures (*cold pricklies*/froid piquant) – il faut bien vivre –, il est tout de même plus agréable, plus sain et plus énergétique de recevoir caresses, compliments et baisers (*warm fuzzies*/chaud doux). (Nous faisons ici référence à la classification des signes de reconnaissance de Haimowitz et nous gardons la terminologie américaine faute de mots français adéquats.)

Il existe deux autres sortes de signes de reconnaissance, savants mixages d'agréable et de désagréable, une injure ou un coup déguisé sous un habit de douceur et de gentillesse (*warm pricklies*/chaud piquant) « tu es une adorable petite fille », dit d'une voix douce tout en pinçant fortement la joue de ladite adorable petite fille, ou « bravo, vous êtes à l'heure », ou encore « n'est-il pas merveilleux, il n'a pas mouillé sa culotte aujourd'hui ».

Il y a aussi de bonnes choses données de façon négative, avec tristesse, colère ou ressentiment (*cold fuzzies*/froid doux). « Tiens, les voilà tes bonbons » (ton exaspéré), ou « c'est bien tu as réussi » (sous-entendu « moi je n'y arriverai jamais, je ne suis qu'une pauvre victime » dit d'un ton las).

Warm pricklies et *cold fuzzies* laissent un goût amer, mitigé, ils sont en cela différents des *warm fuzzies* qui font se sentir bien, et des *cold pricklies* qui sont carrément désagréables.

Pour confirmer l'idée de son identité, l'homme a fondamentalement besoin de signes de reconnaissance, physiques lorsqu'il est bébé, corporels et verbaux lorsqu'il est adulte. Le reconnaître et l'accepter permet de s'autoriser à les demander directement sans passer par des voies manipulatoires telles que la maladie.

Dynamique

Hors de la simple confirmation de son identité, l'homme doit gérer de multiples événements à portée émotionnelle. En réponse aux événements de sa vie, l'homme ressent et exprime des émotions. Il arrive que, par décision scénarique, il se limite dans l'expression de celles-ci, se rigidifie et restreigne par là ses capacités d'adaptation.

C'est la théorie de Wilhelm Reich. Lorsque l'expression des émotions est dangereuse ou n'amène pas aux résultats escomptés, mieux vaut ne pas ressentir ; il faut pour cela bloquer le courant végétatif, l'énergie d'orgone. C'est la formation de la cuirasse caractérielle qui se manifeste par « une certaine rigidité du Moi, un mode immuable et automatique de réaction. [...] C'est comme si la personnalité affective se revêtait d'une cuirasse, d'un blindage rigide, capable d'absorber les coups portés contre elle par le monde extérieur et intérieur [4] ».

La rigidité psychique s'accompagne de rigidité musculaire. La cuirasse fragilise paradoxalement la personne, ce qui est rigide se brise, ce qui est souple amortit le choc, tels le chêne et le roseau dans la fable de La Fontaine :

> « Les vents me sont moins qu'à vous redoutables.
> Je plie et ne romps pas. Vous avez jusqu'ici
> Contre leurs coups épouvantables
> Résisté sans courber le dos ;
> Mais attendons la fin » ;
> comme il disait ces mots,
> Du bout de l'horizon accourt avec furie
> Le plus terrible des enfants

4. Wilhelm Reich, *L'analyse caractérielle*, Payot, 1992.

Que le Nord eût porté jusque-là dans ses flancs
L'arbre tient bon, le roseau plie
Le vent redouble ses efforts,
Et fait si bien qu'il déracine
Celui de qui la tête au ciel était voisine
Et dont les pieds touchaient à l'empire des morts. »

Lors d'un choc émotionnel important, un deuil, un divorce, une personne moins flexible qui a l'habitude de réprimer ses émotions peut avoir des difficultés à s'adapter – cela introduit le concept de stress qui sera développé dans un chapitre indépendant.

S'il est certain que l'expression des émotions favorise l'épanouissement de la personne, il peut être nocif de la privilégier à l'extrême. Certaines thérapies visant à la libération de la cuirasse encouragent l'expression de la colère et de l'agressivité en particulier qui sont si souvent refoulées et réprimées par les codes moral et social. L'accent est mis sur la décharge émotionnelle, cris et hurlements sont attendus. S'il est nécessaire d'exprimer sa colère, il l'est tout autant de ne pas devenir une « passoire à émotions ».

Le concept d'état du Moi en Analyse transactionnelle permet de clarifier ce qui peut être l'expression saine de la colère.

Dans une colère saine, l'Adulte* reste aux commandes, il reconnaît et accepte la colère de l'Enfant* et lui permet une expression en adéquation avec la réalité de la situation.

Nous faisons une distinction entre deux formes de colère, l'une à partir d'une position de vie* « je suis OK, tu es OK », l'autre à partir d'une position « je suis OK, tu n'es pas OK ».

Dans la colère OK + OK +, nous exprimons de façon conditionnelle notre désaccord avec ce que fait la personne, nous ne la rejetons pas pour ce qu'elle est. Dans la colère OK + OK –, nous avons tendance à rejeter inconditionnellement la personne.

En utilisant des messages « tu » qui bloquent la communication en accusant l'autre nous évitons de prendre la responsabilité de notre colère[5]. Le risque est alors l'escalade dans la passivité jusqu'à la violence et éventuellement une perte de contrôle. La peur de perdre le contrôle est souvent évoquée par les personnes qui ne veulent pas exprimer leur colère.

Dans la colère violente, parallèlement à la perte du contrôle de soi, le contrôle d'autrui est renforcé par la prise du pouvoir par la violence. La colère devient un « jeu de pouvoir », décrit Claude Steiner dans *L'autre face du pouvoir*, qui permet d'exercer le contrôle, de gagner, et d'écraser l'autre en le manipulant à partir d'une position de vie OK + OK –.

5. Le docteur Thomas Gordon oppose messages « tu », obstacles à la communication (décidément tu es toujours en retard) aux messages « je » par lesquels la personne prend la responsabilité de ses sentiments par rapport à la situation (quand tu es en retard, je suis en colère parce que j'ai l'impression de perdre du temps). Un message « tu » part du Parent* vers l'Enfant* de l'autre, un message « je » part de l'Adulte*, en tenant compte des émotions de l'Enfant et s'adresse à l'Adulte de l'autre.

Inversement dans la colère OK, la recherche d'une solution coopérative au problème suit l'expression du sentiment.

Dans notre système personnel de valeurs, nous croyons à la supériorité de la coopération sur la compétition. Cette conception est appuyée par l'observation des effets à long terme de chacune de ces attitudes. La compétition engendre le stress et ses conséquences (hypertension, désordres cardio-vasculaires, etc.). La coopération permet de résoudre les problèmes de façon que les besoins de chacun soient pris en compte et satisfaits.

Pour conserver une bonne santé physique et émotionnelle il importe de gérer ses émotions efficacement et en adéquation avec la réalité de la situation. Il est inutile et dangereux de dépenser plus d'énergie qu'il n'en est besoin.

Ne pas exprimer la colère sur l'instant éveille le ressentiment, et pour l'entretenir, on est obligé de continuer à accumuler toujours plus de « timbres* de colère ». Pour conserver l'idée que quelqu'un nous a fait du mal, il faut faire durer le préjudice – sinon on risquerait de s'oublier à pardonner !

Ainsi Yves, 35 ans, avait des difficultés à se réveiller le matin, arrivait en retard à son travail et ne prenait aucun plaisir à celui-ci bien qu'il le considérât comme fort intéressant. Il découvrit, en thérapie, qu'il utilisait ce comportement pour prouver rétrospectivement à ses professeurs d'école primaire qu'ils avaient été tyranniques envers lui. Cela faisait très longtemps qu'il ne les voyait plus, mais il ne pouvait se résoudre à leur pardonner tout le mal qu'ils lui avaient fait. Il s'obligeait donc à une vie peu agréable pour se rappeler combien ses professeurs avaient gâché sa vie, l'avaient détruit.

Conserver du ressentiment est inutile et nuisible. Pardonner ne veut pas dire oublier, mais simplement cesser de s'empoisonner la vie. Exprimer sa colère sur l'instant permet ensuite de s'adonner au plaisir, la garder fait entrer dans le ressentiment et empêche l'accès à ce plaisir, à l'intimité.

Pardonner, c'est reconnaître le sentiment, lui donner une expression adéquate et laisser derrière soi cette histoire. Elle restera bien sûr dans notre mémoire, mais nous ne la réveillerons pas à toute occasion et elle ne limitera plus notre vie.

Au fur et à mesure des années le ressentiment devient inconscient, il n'en est pas moins un poison dans l'existence, comme dans l'exemple suivant :

Hervé, 45 ans, est systématiquement en retard partout, ce qui perturbe grandement sa vie professionnelle et sociale. Il découvre, en thérapie, que ce comportement est sa manière d'exprimer passivement et d'entretenir la colère qu'il a vis-à-vis de sa mère. Étant enfant, il ne pouvait supporter la domination envahissante de sa mère lorsqu'elle l'appelait à table et lui demandait d'interrompre ses jeux immédiatement, il ressentait cela comme une intrusion inacceptable dans sa vie et réagissait en ne bougeant pas et en se faisant attendre. C'était le seul moyen qu'il avait de manifester son opposition et sa colère.

Quarante ans plus tard, il continue à être en retard, exprimant ainsi son ressentiment contre toute contrainte, étendant ce comportement à toutes situations, de façon à empêcher toute prise de conscience de ressentiment sous-jacent qui l'aurait obligé à le reconnaître et peut-être à l'abandonner. La reconnaissance de sa colère envers sa mère et son expression au cours d'un travail thérapeutique lui permet aujourd'hui d'être à l'heure.

Si une émotion paraît disproportionnée par rapport à un événement, ce peut être pour deux raisons :

– soit l'événement en question, anodin en apparence, ramène la personne à une situation de son passé, auquel cas elle réagit aujourd'hui comme elle l'a fait autrefois (élastique*) ; elle n'est plus dans l'ici et maintenant. Une personne qui avait une peur intense des bijoux découvrit en thérapie que son émotion disproportionnée était en relation avec un événement précis de son enfance, lorsque sa mère l'avait obligée à se faire percer les oreilles ;

– soit la personne n'a pas exprimé ce qu'elle ressentait pendant un certain temps, collectionnant ainsi toute une série de sentiments refoulés (de peur, de colère...). Un beau jour, la goutte d'eau fait déborder le vase, et en sus de l'émotion réelle provoquée par la situation de l'ici et maintenant, on assiste au déversement des sentiments patiemment accumulés au cours du temps (collection de timbres*).

Par exemple, une femme, épouse accomplie et mère de famille dévouée, accumule frustration sur frustration, acceptant toutes les exigences de son mari et de ses enfants en « prenant sur elle ». À l'occasion d'une réflexion particulièrement désobligeante de son mari, elle décide « sur un coup de tête » de demander le divorce. Par ce comportement excessif et disproportionné (par rapport à la remarque du mari) elle exprime la colère accumulée depuis des années sans rien dire.

Si l'option du divorce lui est fermée, si elle se sent coincée dans la situation, elle pourra avoir recours à l'incapacitation par le biais de la maladie.

La liquidation d'une collection de timbres par la maladie est fréquente (voir un exemple particulièrement frappant développé dans l'Étude de cas). Elle se décèle par des pensées telles que « c'est bien fait pour elle », « mon cancer est un sacré coup pour ma mère », « j'ai toujours dit que je n'aimais pas les épinards, et voilà, maintenant j'ai un ulcère à l'estomac », « maintenant que je suis bien malade, je me venge »...

Ce sont autant de coups de théâtre, des jeux « ce coup-ci je te tiens salaud ! » ou « regarde ce que tu m'as fait faire ! [6] ».

Dans nos sociétés, l'homme a tellement été habitué à réprimer ses émotions qu'il en est souvent arrivé à ne plus les ressentir. Il est plus confortable de méconnaître un sentiment que de le reconnaître sans pouvoir l'exprimer.

---

6. Éric Berne, *Des jeux et des hommes*, Stock, 1984.

Quelqu'un qui n'a pas, dans son scénario, reçu la permission d'exprimer la colère, par exemple, dira très naturellement qu'il ne ressent jamais de colère. Il peut par contre avoir reçu la permission de pleurer et d'être triste, il va pouvoir utiliser cette possibilité pour décharger une tension trop forte due à sa colère refoulée. Encouragé pendant son enfance à verser des larmes plutôt qu'à manifester son mécontentement, chaque fois qu'il y aura lieu d'être en colère, il fondra en larmes et exprimera de la tristesse.

Nous exprimons plus souvent que nous ne le pensons un sentiment de substitution en méconnaissant le sentiment authentique (racket*).

Des parents ayant attendu dans l'angoisse leur fils de 16 ans jusqu'à quatre heures du matin, l'accueillent en l'injuriant alors qu'au fond ils ont eu très peur. Plusieurs années après le décès de son père, une femme continue à le pleurer sans avoir accès à sa colère et à sa révolte contre lui pour l'avoir abandonnée.

Pour un bon équilibre émotionnel il importe que nous nous permettions de ressentir et d'exprimer toute la gamme de nos émotions sans en privilégier aucune ni émettre de jugement de valeur. Il nous appartient d'apprendre à contrôler et à gérer nos émotions de façon à faciliter et enrichir notre vie relationnelle tout en nous assurant le maximum de bien-être.

S'il est important de tenir compte de nos émotions – elles sont des signaux qui nous permettent d'assurer notre protection –, leur expression n'est pas un but en soi, et elle doit être intégrée dans la globalité de la personne.

Besoins cognitifs

Depuis sa naissance, l'homme regarde le monde, il tente de comprendre qui il est et ce qui se passe autour de lui ; peu à peu il parvient à structurer ce monde par la combinaison des deux mécanismes décrits par Piaget : l'assimilation et l'accommodation.

D'une part l'enfant reconnaît les choses, il assimile les objets à ses structures de pensée préexistantes (homéo), d'autre part, lorsque les objets ne sont pas assimilables, il doit changer ses structures, s'accommoder (dynamique). C'est un processus similaire au calibrage des œufs dans une ferme industrielle : les œufs de grosseur standard passent sans problème dans les machines – on peut dire que la machine les assimile –, les œufs plus petits ou plus gros nécessitent de la part de la machine une adaptation – une accommodation.

Tout acte d'intelligence suppose une organisation cognitive. Rendre un objet intelligible, c'est le mettre en accord avec la nature de l'organisation actuelle de l'organisme. Un enfant sélectionne dans la réalité uniquement ce qui convient à son niveau mental et néglige tout ce qui dépasse celui-ci. Il ne saurait y avoir d'adaptation à quelque chose de trop nouveau par rapport à ce qui est déjà connu.

L'homme connaît par assimilation du milieu.

L'assimilation de l'objet par le sujet est rarement totale ; il se produit une « résistance » de l'objet qui entraîne l'accommodation du sujet à lui. C'est à partir de l'interaction fonctionnelle de ces deux processus que se construit l'adaptation du sujet à son milieu.

« L'intelligence constitue l'état d'équilibre vers lequel tendent toutes les adaptations successives d'ordre sensori-moteur et cognitif ainsi que tous les échanges assimilateurs et accommodateurs entre l'organisme et le milieu » (Piaget).

Un bébé dans son berceau suce son pouce ; lorsqu'on lui présente divers objets (il assimile les nouveaux objets à son pouce), il tente de les sucer. Les jouets en question n'ayant pas la même forme que son pouce, il va devoir adapter l'ouverture de sa bouche à leur forme. C'est ainsi que petit à petit il va découvrir la réalité, les objets, le monde.

D'adaptation en adaptation, l'homme construit sa structure cognitive. Le terme de structure cognitive ne fait pas seulement référence à l'intellect mais à tout ce qui permet à l'homme de connaître le monde. Dans cette perspective, pensées, comportements, sentiments sont intimement liés.

Jean Piaget démontre que l'acte intelligent est le prolongement d'un acte sensori-moteur. Les neurophysiologistes nous apprennent que les émotions jouent un grand rôle dans la mémorisation. En Analyse transactionnelle, cette structure cognitive est appelée « cadre de référence ». Les Schiff le définissent ainsi : « Le cadre de référence d'un individu est la structure des réponses associées qui intègre les différents états du Moi en réponse à des stimuli spécifiques ; il fournit à l'individu un ensemble cohérent de perceptions, de concepts, de sentiments et d'actions qui lui sert à se définir lui-même, les autres et le monde, de façon structurelle et dynamique. »

Homéo

L'homme regarde le monde à partir de sa perspective égocentrique, il l'organise et le structure pour comprendre ce qui se passe autour de lui, il établit un cadre de référence par lequel il se définit lui-même et définit le monde. Pour maintenir son identité, il a besoin de sauvegarder la cohérence de ce cadre à tout prix.

Lorsqu'il y a une faille dans le système, c'est-à-dire que la personne est confrontée à quelque chose qu'elle ne comprend pas, elle n'aura de cesse qu'elle n'ait trouvé une explication lui permettant de maintenir la cohérence.

Lorsque ses besoins ne sont pas satisfaits, l'enfant ne comprend pas ce qui se passe, il va rétablir sa cohérence en élaborant une décision. Par exemple, une petite fille de 4 ans s'écorche le genou. Elle va trouver sa mère à la cuisine pour se faire consoler. La mère s'apprêtant à mettre un plat au four et craignant qu'elle ne se brûle, renvoie brutalement son enfant.

À 4 ans, un enfant en est encore au stade préopératoire de la pensée décrit par Piaget, sa pensée est égocentrique, c'est-à-dire qu'il considère toutes choses de son propre point de vue, qu'il ramène tout à lui, est incapable de se décentrer et donc d'imaginer que les événements puissent avoir une cause extérieure à lui.

Donc la petite fille ne peut comprendre la raison objective de l'attitude de sa mère et va interpréter celle-ci comme un rejet dû à une de ses caractéristiques propres : « Si maman ne s'occupe pas de moi, c'est parce que je suis méchante/pas intéressante… » Cette décision, la meilleure conclusion que l'enfant puisse donner à la situation avec ses faibles moyens cognitifs, peut devenir une croyance de scénario.

Richard Erskine utilise le terme de clôture cognitive. Il décrit le circuit « besoin, expression de celui-ci, satisfaction » comme une gestalt, une totalité. Lorsque le besoin n'est pas satisfait, la gestalt est ouverte et « réclame clôture ». La clôture cognitive ne satisfait pas le besoin mais explique pourquoi il n'est pas satisfait. La décision prise par l'enfant lui permet de supprimer – en fait refouler – son besoin ainsi que les émotions qui lui sont liées.

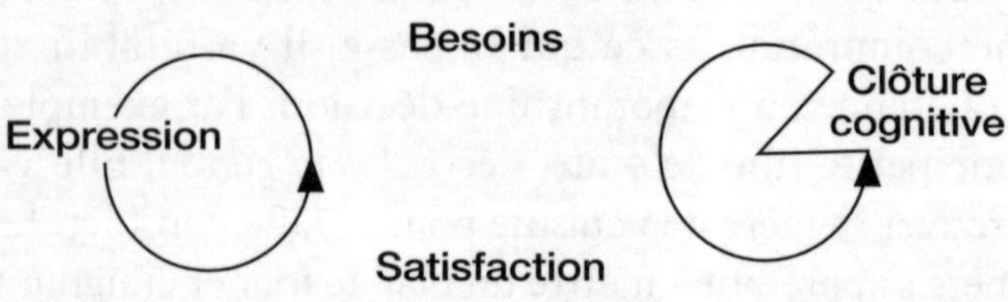

La satisfaction des besoins est liée à la protection ; trouver une explication rassurante à la frustration est nécessaire à la conservation de l'idée de la protection ; il est vital pour l'enfant de garder la certitude que ses parents sont tout-puissants et pourront le protéger en toutes circonstances, lui assurant la satisfaction de ses besoins.

Avant 2 ans, l'enfant n'ayant à sa disposition qu'une intelligence sensori-motrice ne prend bien sûr pas sa décision sur le mode cognitif, mais celle-ci s'inscrit dans son corps, réalisant selon les termes de Richard Erskine une clôture physiologique qui s'engramme dans l'inconscient et qui construit la cohérence. (C'est la base de l'élaboration de la « cuirasse caractérielle » de Wilhelm Reich.)

Une fois cette cohérence élaborée, il s'agit pour l'enfant de la maintenir coûte que coûte car elle lui assure la protection. Il va se comporter de façon à accumuler des preuves corroborant ses croyances, multipliant les expériences renforçantes en interprétant la réalité, et écartant les informations en contradiction avec ses certitudes. (Le *racket system** de Richard Erskine et Marylin Zalcman.)

L'exemple suivant illustre ce système : Antoine, 32 ans, a pris autrefois la décision suivante : « Je ne suis pas capable d'y arriver. » Lorsqu'il est amené à faire un exposé devant ses collègues de bureau, convaincu qu'il est incapable, qu'il n'a pas l'esprit clair, qu'il ne saura pas exprimer ses idées (croyances), il entre dans la salle en tremblant, paralysé par la peur de ne pas être à la hauteur ; il bute sur son premier mot, rougit et termine son exposé en bégayant (comportements). Il réalise ainsi une piteuse performance (expérience renforçante) lui permettant toutefois de confirmer sa croyance de base : « Décidément, je ne suis pas capable d'y arriver. »

Ce système fonctionne selon le même processus que le raisonnement suivant d'un enfant à propos des fantômes : « J'ai peur parce qu'ils sont là et que je ne les vois pas ; s'ils sont là et que je ne les vois pas c'est donc qu'ils se cachent ; s'ils se cachent c'est bien qu'ils sont méchants ; s'ils sont méchants j'ai raison d'avoir peur. » La logique en est implacable, l'épreuve de réalité inopérante, c'est une hypothèse autovalidante.

L'enfant se forge ainsi une image de lui qu'il gardera sa vie durant. Pour garder intacte cette image il est prêt à altérer sa santé et sacrifier sa réussite.

Ainsi Yves, 10 ans, est en colonie de vacances aux sports d'hiver ; il skie très bien et va passer son « chamois ». La veille de l'épreuve il tombe malade, le lendemain, il est au lit avec une forte fièvre qui l'empêche de participer à la compétition. Le soir il gambade comme si de rien n'était avec ses camarades. Dans un entretien avec une monitrice, il est apparu que sa maladie lui avait permis d'éviter de se confronter au risque de l'échec. Un échec aurait eu d'autant plus de signification que ses trois frères aînés avaient au même âge réussi brillamment cette épreuve. Étant donné l'enjeu par rapport à la réussite de ses frères, il a préféré ne pas risquer échouer et garder ainsi une image de lui intacte.

La nécessité de conserver la cohésion du cadre de référence est particulièrement manifeste au niveau de l'image d'un corps : le phénomène de la sensation de douleur dans un membre fantôme en est une bonne illustration. La plupart des gens ayant subi une amputation continuent à avoir une perception de leur membre perdu. Ambroise Paré a décrit ce phénomène en 1551, mais le terme de « membre fantôme » n'a été introduit qu'en 1870 par le Dr Silas Wier Mitchell, neurologue américain.

Certaines personnes ressentent même de la douleur dans leur membre absent. La théorie généralement admise pour expliquer ce phénomène étrange est la suivante : l'irritation continue des nerfs sectionnés, à l'endroit de l'amputation, est interprétée par le système nerveux central comme une douleur dans le membre absent. Mais l'existence d'un membre fantôme chez les sujets aplasiques va à l'encontre de cette théorie. Le neurochirurgien américain Bernard E. Finneson avance une autre théorie basée sur l'idée qu'une personne tente inconsciemment de maintenir une image de son corps intacte même après la perte d'une partie de celui-ci. L'image du corps s'élabore dans l'enfance. Une fois constituée, elle est résistante au changement.

Sur le versant homéo de l'homéodynamique, l'homme, sur le plan « intellectuel » ressent le besoin de confirmer sans cesse son système de croyances, définition de son identité.

Ce besoin de cohérence prime sur la santé.

Dynamique

Le système de croyances d'un individu étant le garant de sa protection, l'ébranler est dangereux ; l'homme a peur de changer parce qu'il a peur de perdre la cohérence sur laquelle il s'appuyait et qui fut autrefois efficace. Or le monde bouge, et l'homme se trouve confronté à des situations problématiques ; prisonnier d'un cadre de référence trop rigide, il peut avoir du mal à trouver des solutions pour s'adapter efficacement à son environnement.

Ainsi que le présente Stephane Ehrlich : « La recherche des éléments d'une solution présente un caractère sélectif, elle suppose des choix et des décisions. Partant de la situation d'ensemble, des stimuli caractérisant la tâche, et des informations qui lui sont fournies, le sujet est amené à sélectionner certains concepts et certaines règles qui seront retenus pour élaborer la solution, et à écarter certains concepts et règles non pertinents [7]. »

La résolution d'un problème implique la souplesse du cadre de référence. Les informations pertinentes à la résolution peuvent être en contradiction avec certaines de nos croyances. Si le problème a une teneur émotionnelle importante, la peur de perdre la cohérence, donc la protection, peut l'emporter. En méconnaissant soit l'information, soit sa signification, soit la possibilité de résoudre le problème, soit

7. Stephane Ehrlich, *Apprentissage et mémoire chez l'homme*, PUF, 1975.

enfin sa propre capacité à le résoudre, la personne protège son cadre de référence, mais se trouve dans l'impasse quant à son problème.

L'adaptation aux événements nécessite une remise en cause perpétuelle du cadre de référence (dynamique). L'exercice des neuf points de Paul Watzlawick est une bonne illustration de l'autolimitation que l'individu s'impose lorsqu'il cherche à protéger son cadre de référence :

Il s'agit dans cet exercice de relier neuf points par quatre traits droits sans lever le crayon.

En se limitant au cadre dessiné par les points, il est impossible de trouver la solution. Dès que l'on s'autorise à sortir de ce cadre, celle-ci devient évidente (voir solution p. 156).

De même, dans sa vie quotidienne, la personne limitée par ses croyances, n'envisagera pas de solution hors du cadre dessiné par celles-ci.

Un exemple : François, 51 ans, marié depuis vingt-sept ans, supporte une vie conjugale non satisfaisante en refusant catégoriquement de céder aux demandes expresses de divorce de son épouse. Il préfère souffrir plutôt que d'enfreindre son principe « quand on est marié, c'est pour la vie ». Il ne peut envisager non plus d'autres options telles qu'avoir une vie affective et sexuelle par ailleurs, partir à l'étranger pour son travail, vivre mariés mais dans des domiciles séparés… Car la recherche d'options ne peut se faire que lorsque la personne reconnaît qu'il y a problème et qu'il est possible de résoudre ce problème ; ce qui lui est impossible si elle a peur que son cadre de référence soit remis en cause. Elle préfère nier l'existence ou l'importance du problème et s'adapter à des conditions de vie néfastes pour elle.

Plus elle a peur, plus elle fait preuve de rigidité dans ses méconnaissances et plus elle s'enferme dans son problème. La peur est proportionnelle à l'intensité de l'émotion sous-jacente à la décision de survie. Lorsqu'un problème est insoluble, c'est-à-dire que la personne ne prend pas les moyens de le résoudre, prisonnière de ses croyances, elle a un ultime recours : l'incapacitation.

Tomber malade, être « victime » d'un accident, se faire opérer, sont autant de façons d'éviter le problème ou de tenter de le résoudre sans trop de risques.

Au niveau physiologique, lorsque face à une difficulté, la personne ne trouve pas de solution, et après constatation de l'inefficacité de toute lutte ou fuite, elle se sent impuissante, se déclenche le *système inhibiteur de l'action* (SIA). Le sentiment d'impuissance est déclencheur d'une hyperactivité de l'axe hippocampe-cortico-surrénale ; l'hypothalamus stimule l'hypophyse qui sécrète alors l'ACTH. L'ACTH est une hormone qui permet la recherche d'une autre solution. Si cette solution n'apparaît pas (la personne ne se l'autorise pas), l'ACTH stimulant les cortico-surrénales, provoque la libération de cortisol dont le principal effet comportemental est de provoquer la soumission, le défaitisme. Très vite, la sécrétion cortisolique échappe au contrôle et installe un cercle vicieux stimulant le SIA qui à son tour entraîne une sécrétion accrue de cortisol.

Or le cortisol joue un rôle important dans l'organisme, il intervient dans la répartition du sucre, des graisses et de l'eau. Il joue également un rôle dans les défenses immunitaires. À faibles doses c'est un stimulant, à des doses plus importantes, il provoque une baisse des défenses. Si le maintien du cadre de référence ne permet pas une recherche libre de solutions, l'ACTH engendre la sécrétion de cortisol qui affaiblit l'organisme et le rend vulnérable aux agressions.

Pour s'en sortir, une personne peut même aller jusqu'à mourir, comme dans le cas suivant rapporté par le Dr Léon Saul de Pennsylvanie.

« Un homme de 45 ans se trouvait dans une situation intolérable nécessitant son départ pour une autre ville ; toutefois, juste avant ce déménagement, des difficultés apparurent qui lui semblèrent le rendre impossible. Dans un état de grande angoisse, il se prépara pour son départ. Il ne pouvait accepter ni sa situation antérieure, ni la présente. Il ne pouvait non plus trouver d'alternative. Son train stoppa dans une ville approximativement à mi-chemin de sa destination, il descendit faire quelques pas sur le quai. Quand le train fut sur le point de redémarrer, l'homme était convaincu qu'il ne pouvait aller plus loin et qu'il ne pouvait pas non plus retourner sur ses pas. Il paraissait ne pas y avoir de solution à son dilemme. Il est mort soudainement sans cause apparente. Il n'avait jamais eu de problèmes médicaux significatifs auparavant. »

Dans l'aspect dynamique du besoin intellectuel nous intégrons la créativité. L'homme ne se contente pas de créer pour trouver des solutions à ses difficultés, il crée pour le plaisir de s'exprimer, pour grandir, s'élever.

Si l'écriture a un effet cathartique reconnu, elle est aussi art. Dans la littérature, la poésie, la chanson, les mots ne sont plus seulement des mots mais ils deviennent musique et sont porteurs d'images.

L'imaginaire est une dimension importante chez l'homme, celui qui s'en prive perd non seulement beaucoup de ses facultés d'adaptation mais aussi des possibilités d'agrandir sa vie, de l'élargir. Il est classique de dire que les « personnalités psychosomatiques » – ce terme s'entend dans le cadre de référence de la psychanalyse – sont des personnes qui ont un imaginaire pauvre, en conséquence de quoi, elles ont tendance à faire passer dans leur corps ce qu'elles vivent.

La visualisation positive* nous apprend qu'on ne réalise que ce que l'on peut imaginer. Dans le cas de la maladie par exemple, il est très difficile de trouver les moyens de guérir si l'on ne peut s'imaginer guéri dans le futur.

L'imagination est à la base de la création, de la découverte ; « les grandes découvertes sont le fait d'hommes qui ne savaient pas que c'était impossible [8] », en d'autres termes qui ne limitaient pas leur imagination. Pour créer sa vie il est important d'avoir accès au fantasme. Au besoin de comprendre s'ajoute le besoin de créer (dynamique).

L'homme a un besoin fondamental de comprendre ce qui se passe en lui et autour de lui. Le désordre et l'incohérence suscitent une angoisse intolérable. Pour la juguler, l'enfant élabore ses croyances. Peu à peu le monde prend cohérence. Les croyances sont des clôtures cognitives découlant d'une analyse de la situation plus ou moins logique (car effectuée par A 1 ou Petit Professeur* qui n'a pas atteint le stade de la pensée opératoire formelle). Si l'analyse ne peut se faire, soit parce que la venue à la conscience du problème n'est pas possible – du fait d'une censure trop sévère due à la rigidité de la personne –, soit parce que le niveau de développement de l'intelligence n'est pas suffisant, la résolution de l'impasse se fera dans le corps. L'apparition de troubles fonctionnels ou organiques permettra d'opérer une clôture physiologique réalisant ainsi – selon les termes de Freud – un compromis, ceci au détriment de la santé.

Les croyances qui ont été utiles et efficaces à un moment donné de la vie ne le sont plus forcément. Il est important d'évaluer les croyances à la lumière de l'Adulte de façon à ne pas être prisonniers d'un cadre de référence étroit et rigide qui empêche l'adaptation

8. Walter Rosenblith, professeur de physiologie humaine au MIT, Cambridge (Massachusetts Institute of Technology).

harmonieuse à l'environnement et la satisfaction adéquate des besoins actuels (et non pas seulement des besoins archaïques).

Une personne, tout au long de sa vie et plus particulièrement à chaque étape importante, doit pouvoir, parallèlement à l'évolution naturelle et progressive de ses besoins, remettre en cause son cadre de référence.

Besoins spirituels

À un moment ou un autre de sa vie, l'homme en vient à se poser ces questions fondamentales : « Qui suis-je ? Qu'est-ce que la vie ? Quel est le but, le sens de ma vie ? »

Nous entendons par besoin spirituel la nécessité de trouver réponse à ces questions sans nous restreindre à la dimension religieuse.

Occupé à réaliser son scénario de vie, l'homme refoule ou se cache l'angoisse métaphysique qui naîtrait s'il contemplait l'univers, réfléchissait au sens de sa propre vie ou pensait à sa mort. Prisonnier des tâches à réaliser, de la quotidienneté à assumer et absorbé par le concret, il s'accroche à un seul niveau de réalité, et n'est plus en contact avec le processus de sa vie (son origine, sa dynamique et son aboutissement).

Dans le bouddhisme, on compare l'homme à un voyageur qui continue de marcher sans plus savoir pourquoi il marche ; il poursuit sa longue route en ayant oublié le but de son voyage et ce qu'il trouvera ou voudrait trouver au bout du chemin.

Ne pas reconnaître les besoins spirituels ne mène pas directement à la maladie, mais est source de sentiments d'inutilité, de désespoir, d'impuissance, eux-mêmes facteurs de troubles pathologiques.

Lawrence Le Shan, psychothérapeute américain, dans sa recherche allant de 1952 à 1964 sur plus de 400 patients cancéreux dont 71 en thérapie avec lui, a rencontré des individus qui n'avaient plus de raison de vivre, qui avaient perdu le sens de leur existence ; les sentiments d'impuissance et le manque total d'espoir étaient infailliblement présents. Les phénomènes qui avaient provoqué cet état étaient antérieurs à l'apparition des premiers symptômes de la maladie. D'après les renseignements fournis par les tests et interviews réalisés, il s'est avéré que ces individus avaient vécu à une certaine époque de leur vie d'une manière très intense. Ils s'étaient investis tout entiers dans une relation avec une personne ou un groupe. Cette relation capitale et unique comblait leur vie, et lui donnait un sens.

Le Shan cite ces quelques lignes extraites de l'*Othello* de Shakespeare :

> … Ce lieu où j'avais engrangé mon cœur ;
> Ce lieu où je dois vivre
> si je veux supporter la vie ;
> La source d'où mon être tient son cours
> S'il ne veut point tarir…

La perte de cette relation est catastrophique, leur vie leur paraît alors dépourvue de sens et sans valeur. « En apparence ces personnes pouvaient sembler fonctionner psychologiquement d'une manière satisfaisante mais au fond d'elles-mêmes, elles n'avaient plus ni but ni direction. Elles manquaient de points de référence stables auxquels se raccrocher dans l'univers[9]. »

Les deux exemples suivants illustrent cette théorie. Ils ont été recueillis à l'hôpital Henri-Mondor à l'occasion d'une recherche menée par Isabelle sur les facteurs psychiques dans l'origine du cancer du sein.

– Madame A.[10] a 67 ans. Elle est atteinte d'un adénocarcinome. Elle a connu dans sa vie nombre de séparations ; née d'un père mort à la guerre, elle a été élevée par sa grand-mère maternelle et ses tantes. Sa mère s'est remariée lorsqu'elle avait 5 ans. Mariée elle-même à 17 ans, elle a un premier enfant qu'elle perd à 6 mois. Elle n'aura d'autre enfant que trois ans plus tard. Après quatorze ans de mariage avec un homme « buveur et cavaleur » (ce sont ses termes) elle divorce. En 1946 elle rencontre un boucher qu'elle épousera sept ans plus tard, et tient avec lui la boucherie. Elle décrit cette période de sa vie comme très heureuse, elle aimait son travail, ses contacts avec les clients. À la suite de problèmes

---

9. Lawrence Le Shan, *Vous pouvez lutter pour votre vie*, Laffont, 1982.

10. Exemple détaillé en Annexe, p. 131 (Annie M.).

coronariens de son mari, ils doivent prendre leur retraite anticipée. Elle se sent alors inutile et cinq ans plus tard on dépiste un cancer du sein de taille 2 (ce délai de cinq à sept ans entre le stress et le dépistage correspond au temps d'évolution de la tumeur ; il est retrouvé dans toutes les études sur le cancer du sein). Au cours de l'entretien elle n'a relaté comme moments de bonheur que des événements postérieurs à 1946. Elle a souligné notamment la naissance de ses petits-enfants, en omettant la naissance de son propre fils. En 1946 sa vie change, après une vie de douleur, elle s'épanouit, s'investit beaucoup dans son travail ; à travers celui-ci, elle trouve un sens à sa vie ; lorsqu'elle doit le quitter, tout s'écroule, elle perd son sentiment d'utilité dans la vie.

– Madame J.[11] a 60 ans. Elle souffre aussi d'un adénocarcinome. Après le départ de sa mère, alors qu'elle avait 2 ans, elle a vécu jusqu'à 5 ans avec son père et sa grand-mère. Son père s'est ensuite remarié et elle a été élevée par une belle-mère tyrannique qui la terrorisait. Toute sa vie, elle a fait tampon entre son père et sa belle-mère, refusant de se marier pour assumer la mission qu'elle s'était fixée : protéger son père de cette femme. Elle avait 50 ans à la mort de sa belle-mère. Peu après apparaît une rétraction du mamelon, un des premiers signes cliniques du cancer du sein, le cancer ne sera dépisté que dix ans après, trois ans après la mort de son père « qui a été un

11. Exemple détaillé en Annexe, p. 142 (Jacqueline J.).

grand choc ». Elle avait perdu sa fonction dans la vie qui était de s'occuper de son père.

Choisir de s'épanouir dans une relation ou dans une activité unique est dangereux car la relation peut cesser, l'activité s'arrêter. Un tel surinvestissement dans un objet extérieur, s'il permet de trouver un bonheur temporaire, freine la personne dans la réalisation de soi ; il la maintient dans une relation de dépendance et l'empêche de trouver son autonomie. L'objectif n'est pas de ne pas établir de lien, mais de ne pas faire de celui-ci le fondement même de notre vie.

Il est important que la personne établisse à l'intérieur d'elle-même une stabilité (homéo). Cette stabilité intérieure est source de force et de puissance, elle donne à la vie sens et direction et permet par là d'affronter les obstacles et difficultés de la vie dans une perspective d'adaptation toujours plus constructive. Elle permet de créer sa vie (dynamique).

Homéo

La recherche spirituelle ne prend tout son sens que lorsque la personne a su trouver une certaine harmonie dans les autres domaines de sa vie (corporel, émotionnel, intellectuel) et qu'elle s'épanouit dans chacun d'eux. La spiritualité vient de surcroît pour donner sens au reste. Elle ne peut avoir pour fonction de combler un besoin physique, un manque affectif, car elle n'est alors qu'une fuite de la réalité favorisant une relation symbiotique avec une entité spirituelle qui enferme la personne plus qu'elle ne l'épanouit et risque de la couper de relations saines avec autrui, l'emprisonnant dans une caricature de mysticisme.

Cela ne veut pas dire qu'entreprendre toute investigation spirituelle soit dommageable, mais qu'il est important de ne pas exclure les niveaux physique et psychologique. Une véritable spiritualité ne peut à notre sens s'établir sur une méconnaissance des autres niveaux de besoins.

Dynamique

Donner un sens à sa vie dans une perspective spirituelle a plusieurs avantages. Cela permet d'affronter les situations difficiles avec un éclairage différent qui facilite la résolution des problèmes en fournissant une métasituation. Si l'on ne regarde l'événement perturbant que ponctuellement, dans l'ici et maintenant, on ne peut le comprendre dans sa globalité et l'intégrer dans une dimension spatio-temporelle plus vaste. La spiritualité permet cette distanciation en apportant un cadre de référence plus large. Il ne s'agit pas de se couper de la réalité instantanée mais d'analyser celle-ci sous divers points de vue, ce qui n'est réalisable qu'avec un certain détachement.

Ce détachement est différent de la sublimation qui vise à court-circuiter l'expression des émotions en donnant trop rapidement et trop exclusivement une signification spirituelle à l'événement. Il est auparavant, bien sûr, indispensable d'exprimer les émotions liées à la situation. La sublimation est un mécanisme de défense. La distanciation permet à la personne de trouver sa propre place et de replacer la signification de l'événement dans une perspective de croissance et d'intégration dans l'univers. Elle s'effectue parallèlement à l'expression des émotions et non à la place de celle-ci.

Une des façons de garder une dynamique de vie et de vivre chaque jour dans sa dimension spirituelle est de se fixer des buts à court, moyen, et long terme. Cette attitude est des plus efficaces dans la gestion du stress.

Le but à long terme représente le but final de la vie. Il est fonction bien sûr du sens que la personne donne à sa vie, de sa recherche spirituelle.

Un voyage de 1 000 km commence par un pas. Connaître le but du voyage permet de faire ce premier pas dans la bonne direction. On peut comparer ce processus à un escalier, les marches étant autant de buts à court terme, les paliers de buts à moyen terme.

Avoir une orientation permet de vivre intensément et pleinement dans l'ici et maintenant. Accepter d'être authentiquement soi aujourd'hui – même si l'on n'en est qu'au début d'un long chemin nous menant au cœur de nous-même – permet d'apprendre, de se créer soi-même au fil des jours en toute liberté et sans crainte, en faisant jaillir nos capacités latentes, en développant ce talent unique d'être soi.

La conviction de posséder ces capacités en nous nous permet de trouver notre place dans l'immensité de l'univers.

Plutôt que de nous sentir écrasés par des puissances qui nous dépassent (attitude de perdant sûr de perdre et submergé par son impuissance) nous pouvons adopter une attitude de gagnant.

Intégration des trois niveaux de besoins

La personne est un tout, une globalité, elle est indivisible. Si nous avons séparé les trois niveaux de besoins, c'est pour une meilleure clarté dans l'exposé. Mais, dans la réalité, ils sont interdépendants et fonctionnent en harmonie dans tous les domaines de la vie de la personne.

Ces trois niveaux forment un tout, autour duquel circule l'énergie du désir de vivre qui les sous-tend, les englobe dans une interpénétration constante.

Ce désir de vivre est inhérent à tout être humain, c'est l'énergie vitale, la pulsation de la vie présente dans tout l'univers, c'est l'*orgone* de Reich, le *radix* de Kelley. Cette pulsation est à la source de nos pensées, émotions, actions, sensations. La vie constitue une totalité, l'esprit et la matière sont inséparables.

Quelques exemples de cette l'intégration :

		Vie amoureuse	Profession	Religion
Physique		Sensualité Sexualité	Utilisation de son corps et de ses sens	Rituel
Psycho-logique	Émo-tionnel	Amour	Plaisir à ce que l'on fait	Apparte-nance à un groupe Foi
	Intel-lectuel	Relation en cohérence avec son cadre de référence	Action en cohérence avec son cadre de référence	Cohérence de l'ensei-gnement avec son cadre de référence
Spirituel		Sens que l'on donne à sa relation par rapport à sa vie	Intégration du sens de son action dans une perspective globale	Sens de la vie

3

L'inséparabilité du corps et de l'esprit

Dans une perspective psychosomatique, la psyché a un rôle dans la genèse de toute maladie. Certaines sont classiquement reconnues comme psychosomatiques (asthme, ulcère, maladies de peau...), mais cette conception est restrictive et réductrice. Sans faire de primat de l'esprit, nous considérons que, dans une perspective plus holistique*, le soma influe sur la psyché, la psyché influe sur le soma. Le corps et l'esprit sont intimement liés, dans l'étiologie de toute maladie entrent des facteurs psychologiques.

Selon les mots de V. von Weisäcker : « La médecine psychosomatique réintroduit dans la médecine l'homme comme sujet. » Cette conception induisant la responsabilité de l'individu est opérationnelle. Elle permet à la personne de se prendre en charge dans tous les aspects de sa vie et de ne pas abandonner inconditionnellement au corps médical la responsabilité de sa guérison. Elle redonne à la personne le statut de patron de sa propre vie. En présupposant un certain pouvoir de l'esprit sur le corps, elle donne par là même à la personne les moyens de changer.

Les médecins savent que la réponse au traitement médical est influencée par les croyances du patient sur l'efficacité du traitement et par la relation médecin-malade, ils le vérifient tous les jours. De multiples expériences sur l'effet placebo confirment ce savoir intuitif, nous en citons ici quelques-unes :

L'effet placebo

Un placebo est une substance inactive donnée au patient pour satisfaire son besoin symbolique de recevoir une thérapie médicamenteuse ; il est utilisé dans des études contrôlées pour déterminer l'efficacité de substances médicamenteuses.

Shapiro décrit le placebo comme tout traitement ou partie de traitement qui n'a pas d'action spécifique sur le symptôme ou sa maladie mais qui a toutefois un effet sur le patient. Un placebo peut guérir ou avoir une influence même sur un cancer ; le Dr Bruno Klopfer[1] décrit un cas stupéfiant :

Un homme atteint d'un lymphosarcome avancé a été sélectionné pour l'étude expérimentale d'un nouveau produit : le Krebiozen. Après une administration, ses tumeurs disparurent ; il est retombé malade lorsque des rapports indiquèrent que ce produit était inefficace. Son médecin, dans une dernière tentative

1. Bruno Klopfer, « Psychological Variables in Human Cancer », *Journal of Projective Techniques*, vol. 21, 1957.

pour le sauver, lui dit de ne pas croire ce qu'il lisait et lui dit le traiter avec du « Krebiozen raffiné, à l'action doublée » – en fait de l'eau salée : l'homme montra à nouveau une rémission rapide. Mais de nouveaux rapports parurent dans les médias sur l'inefficacité totale du Krebiozen et l'homme est mort en quelques jours.

L'expérience suivante menée par le Dr S. Wolf (1950, New York Hospital) démontre clairement le pouvoir étonnant des attentes du patient : L'Ipecac provoque nausées et vomissements en agissant sur des aires spécifiques du cerveau et en irritant directement l'estomac. C'est un produit fréquemment utilisé pour provoquer des vomissements lors d'une intoxication. Wolf a mesuré les contractions stomacales en utilisant un petit ballon avalé par le patient et relié à des appareils enregistreurs. Quand l'estomac se contracte, il fait pression sur le ballon ; normalement il le fait périodiquement ; la décroissance des contractions stomacales est associée avec la nausée et le vomissement. L'ingestion d'Ipecac induit une décroissance des contractions.

Un des patients de Wolf souffrait de nausées et de vomissements. Il lui fit absorber le ballon : les contractions décrûrent comme il était attendu. On dit alors au sujet qu'il allait recevoir un médicament qui abolirait les nausées quand en fait on lui donna de l'Ipecac. Les contractions normales de l'estomac revinrent après l'ingestion d'Ipecac ! Il n'expérimenta pas de nausée jusqu'au lendemain.

L'issue du traitement n'est pas seulement

déterminée par les attentes du patient, les pensées et attitudes du médecin jouent un grand rôle. Telle l'anecdote suivante : un visiteur médical propose à un médecin un médicament révolutionnaire pour enrayer les crises d'asthme. Appelé au chevet d'une patiente en pleine crise, le médecin administre le nouveau médicament, la crise stoppe aussitôt. Pour acquérir la certitude que c'est bien la substance active de ce produit qui est la cause de ce succès, il administre la fois suivante un placebo. Celui-ci reste sans effet. Le médecin conclut donc à l'efficacité réelle du nouveau traitement.

Lorsqu'il revoit le visiteur, il en fait l'éloge. Il apprend alors qu'il était lui-même sujet d'une expérience et que son médicament n'était en fait qu'un placebo ! (expérience rapportée par le Dr Pull, lors d'un cours à l'université Paris-V sur les critères diagnostiques en psychiatrie).

Abordons maintenant quelques notions de physiologie du système nerveux qui vont nous permettre de mieux comprendre l'interaction psyché-soma.

Le système nerveux adapte le corps à l'environnement

Notre corps est une entité complexe constituée de nombreux systèmes biologiques coordonnés qui permettent une interaction efficace entre l'environnement externe et interne. Tous ces sytèmes hautement différenciés sont intégrés par le système nerveux. C'est lui qui nous permet de nous adapter consciemment et inconsciemment à notre environnement.

Le système nerveux périphérique relie par son réseau de nerfs les organes et systèmes internes au système nerveux central. Les terminaisons nerveuses spécialisées dans la vue, le toucher, l'odorat, l'audition, le goût, renseignent le système nerveux central sur l'environnement externe. Le système nerveux régule toutes les fonctions du corps, il le fait en fonction des informations qui lui sont transmises.

Le système nerveux autonome n'est pas commandé par la volonté, mais il réagit automatiquement aux émotions ou aux signaux des couches plus hautes du cerveau. Il est constitué de deux systèmes complémentaires et en opposition. Le parasympathique gouverne en temps de paix ; il stocke le sucre, protège contre le froid en contrôlant les vaisseaux sanguins, fait tousser dans une pièce enfumée… Le sympathique s'occupe des circonstances d'urgence. Il permet un afflux de sang vers les muscles, les poumons, le cerveau, élève la pression sanguine, stimule la sécrétion d'adrénaline, sort les carbohydrates stockés dans le foie et les convertit en énergie ; en bref, il prépare le corps à l'attaque ou à la fuite.

À la tête du système nerveux autonome, un ordinateur central : l'hypothalamus. Il travaille par automatismes mais il est subordonné aux ordres émanant du néocortex. Si les informations fournies sont en contradiction avec celles qu'il reçoit directement de l'organisme, c'est le message du néocortex qui fait loi.

Or, « aucun dispositif dans le cerveau ne permet de distinguer le rêve de la veille, l'hallucination de la perception, l'imaginaire de la réalité, le subjectif de l'objectif » (Edgar Morin).

Faussement informé, le néocortex impose à l'organisme une adaptation à un environnement fantasmatique. Pour distinguer l'imaginaire de la réalité notre cerveau a sans cesse besoin de confronter l'information à la réalité. Lorsque cette confrontation n'est pas faite, ou lorsque les informations sont contradictoires, il en résulte un certain nombre de perturbations.

En état d'hypnose, le cerveau gauche est comme paralysé, la vérification des informations n'est pas faite, la suggestion suffit à provoquer des réactions aberrantes de l'organisme. Si l'on appose pendant quelques minutes sur le bras d'un sujet hypnotisé une pièce de monnaie en lui suggérant que cette pièce est chauffée à blanc, son néocortex, informé qu'une pièce brûlante est posée sur la peau, enclenche alors une cascade de réactions physiologiques qui amènent l'hypothalamus à commander la formation d'une cloque.

Il arrive que le cerveau gauche soit paralysé par la peur, comme dans ce cas célèbre de l'ouvrier travaillant dans un wagon frigorifique lorsque la porte de celui-ci s'est refermée sur lui. Ses camarades l'ont retrouvé le lendemain matin mort de froid, alors que le wagon n'était pas alimenté, et qu'il y régnait une température de 18º à 20º. Que s'est-il passé ? Cet homme se trouvant enfermé dans ce wagon *frigorifique* s'est dit : « Je vais mourir de froid. » Sa conviction a prévalu sur les informations que lui donnaient ses sens.

Lorsque la peur nous étreint, l'Adulte laisse la place à l'Enfant. La vérification des informations, et l'analyse de la situation en fonction des données objectives ne sont plus possibles. La croyance occupe tout le champ, la menace intensifie la nécessité de rigidifier le cadre de référence, les informations sont filtrées ou méconnues.

Les hémisphères droit et gauche ont (chez les droitiers occidentaux) des fonctions différenciées[2]. Le gauche est logique et analytique, il permet l'établissement de relations de cause à effet, il est le siège du langage verbal. Le droit est global, il donne la coloration émotionnelle, perçoit les relations spatiales.

Il peut arriver que les deux hémisphères reçoivent des informations contradictoires. Le cerveau ne sait plus alors quelles directives il doit donner au corps. Des expériences ont montré qu'en cas de conflit, c'était le cerveau droit qui était déterminant. Mais le cerveau gauche ne supporte pas l'incohérence et, au lieu de constater son embarras, il va chercher à fournir une explication logique et rationnelle, il va créer une cohérence plus ou moins adaptée.

Lorsque deux informations contradictoires arrivent au cerveau, le fonctionnement de l'organisme est perturbé.

---

2. À l'heure de cette nouvelle édition ces notions ont évolué. Dès 1987, Gazzaniga a publié *Le cerveau social*, Laffont.

4

Le stress

Très souvent évoqué comme facteur important de risque d'affaiblissement de l'organisme, qu'est-ce que le stress ? (Un terme qui, à l'origine, désignait l'effet de contrainte d'un ressort).

Hans Selye, spécialiste de l'étude des glandes endocrines, introduit en 1936 la notion de stress biologique. Il en donne la définition suivante : « Le stress est la réponse non spécifique de l'organisme à toute sollicitation. »

Cette définition introduit une distinction entre le stress (la réponse de l'organisme) et l'agent stresseur (le déclencheur). La réponse de l'organisme est non spécifique en ce sens que, quel que soit l'agent stresseur, l'effet sur l'organisme est le même (augmentation du cortex surrénal, diminution du système thymico-lymphatique, et apparition d'ulcères intestinaux).

« Le stress est un mode de réaction stéréotypé de l'organisme aux exigences d'adaptation les plus diverses. »

En période de sollicitations inhabituelles, des

substances chimiques sont fabriquées par les glandes endocrines pour assurer le maintien de l'homéostasie. Devant une rupture de la quotidienneté, le stress, réaction à l'agent stresseur, est l'effort d'adaptation visant à rétablir l'équilibre.

Hans Selye donne cet exemple : une femme lit son journal, assise dans son fauteuil. On sonne à la porte, elle va ouvrir, le facteur lui remet un télégramme lui annonçant le décès de son fils au front. Cette nouvelle constitue une rupture dans sa cohérence interne ; elle avait un fils, elle n'a plus de fils. La réaction physiologique se manifeste sous forme d'hyperkinésie, tachycardie, insomnies...

Six mois plus tard, elle s'est habituée à l'idée de la mort de son fils, elle lit son journal, assise dans son fauteuil, on sonne à la porte, elle va ouvrir... et découvre son fils vivant. Les mêmes réactions physiologiques vont apparaître consécutives à l'adaptation à une nouvelle réalité. Cette femme s'était depuis six mois reconstruit une cohérence, celle-ci est à nouveau remise en cause.

Que l'agent stresseur soit positif ou négatif, le stress, réponse non spécifique, entraîne une usure de l'organisme.

Toutefois, Selye introduit les concepts d'*eustress* (du grec *eu* = *bien*, stress lié a un agent stresseur positif) et de *détresse* (stress lié à un agent stresseur négatif). La joie *(eu)* renforçant la capacité de résistance au stress, il faudra une quantité plus importante d'eustress que de détresse pour parvenir au même taux d'usure.

La maladie est la conséquence indirecte d'une accumulation de stress.

En fonction des limites de chaque personne, le point de rupture est plus ou moins élevé. L'accumulation de stress engendre le « ras le bol », les sentiments d'impuissance, et de désespoir. Ces sentiments vont avoir par l'intermédiaire de l'hypothalamus une répercussion sur le système immunitaire, et par l'intermédiaire de l'hypophyse une influence sur la balance hormonale. Les perturbations immunitaires et hormonales sont à la source de nombre de maladies.

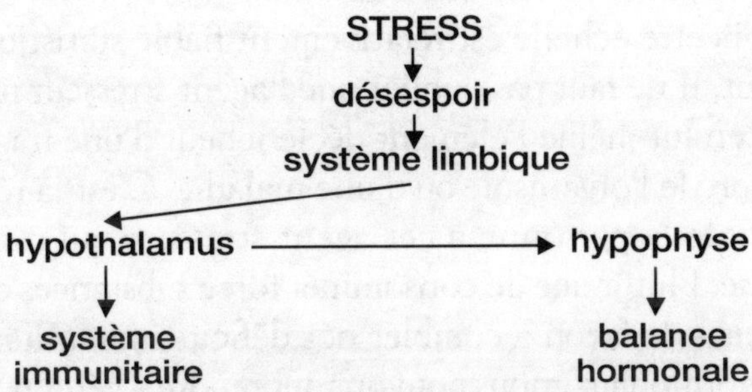

Citons cette expérience (parmi d'autres) faite aux États-Unis, sur une souche de rats. Elle établit une forte corrélation entre l'émergence du cancer et le taux d'usure par le stress. On a divisé les rats en deux groupes : le premier a été soumis à de nombreux stress (surpopulation dans un espace réduit, soumission à des éclairages et des bruits de forte intensité...). L'autre, groupe contrôle, a vécu dans un milieu harmonieux et non stressant. Les résultats sont probants : 92 % des rats du premier groupe ont développé un cancer contre 7 % seulement des rats du second groupe provenant pourtant de la même souche.

Quant à l'homme, on retrouve régulièrement dans le passé d'un malade un événement traumatique ou une perte majeure comme par exemple dans le cas du cancer du sein.

Il existe une échelle de stress prédictive de l'état de santé (Holmes et Rahe). Des agents stresseurs sont listés et à chacun d'eux est associé un certain nombre de points. Le total de ces points donne une idée du risque pour la santé de l'individu.

Si cette échelle est relativement fiable statistiquement, il ne faut pas oublier que l'agent stresseur n'est pas en lui-même l'élément déclencheur d'une fragilisation de l'organisme ou d'une maladie. C'est la réaction de la personne à cet agent stresseur qui est en cause. Plutôt que de consommer force substances chimiques de façon à combler nos déficits immunitaires ou hormonaux, nous pouvons apprendre à gérer notre stress.

Gestion du stress

Il existe deux ordres d'agents stresseurs ; ceux dont nous sommes responsables, et ceux que nous ne pouvons éviter. Sur les premiers nous pouvons agir directement en changeant le stimulus extérieur.

Schématiquement nous participons à nos tensions de trois façons :

– en nous autorisant des stress inutiles,

– en dépassant nos limites,

– en subordonnant nos besoins à ceux des autres.

Pour gérer ceux de nos stress que nous ne pouvons éviter, puisque nous ne pouvons agir directement sur eux, nous pouvons agir sur nous-même : modifier nos réactions, utiliser le support de notre réseau relationnel, exprimer nos émotions.

Nous pouvons faire la liste des agents stresseurs actuellement actifs dans notre vie et nous poser ces questions :

– Est-ce utile pour ma vie ?

– Quelles sont mes limites ? Est-ce que je ne vais pas au-delà ?

– Est-ce mon problème ? Ou bien suis-je en train de prendre en charge quelqu'un d'autre ?

Physique

Lorsque l'on ne peut éviter un stress, on peut concrètement organiser sa vie de façon à compenser l'usure, se planifier des plages de repos, de silence, se faire masser, se relaxer, faire du sport…

Émotionnel

La gestion du stress passe par le resserrement du réseau relationnel et l'expression des émotions. Notre capacité de résistance au stress est proportionnelle à la qualité de notre réseau relationnel. En période de stress nous avons encore plus besoin que d'habitude de recevoir des signes de reconnaissance – réconfort, chaleur, caresses physiques et verbales. Carolynn Atneave, qui a fait des recherches sur le concept de réseau relationnel et son utilisation, précise qu'en deçà de 12 personnes proches (amis et famille), la personne est en danger, vulnérable aux agressions de l'extérieur.

Pour enrayer l'accumulation de stress, il nous est nécessaire d'exprimer les émotions relatives aux agents stresseurs, que ce soit de la tristesse, de la colère, de la peur ou de la joie.

Une chose à vérifier est l'adéquation de notre réaction à l'événement stresseur. Si nous réagissons de façon disproportionnée, nous pouvons suspecter la présence d'un élastique ou la liquidation d'une collection de timbres.

Intellectuel

Nous pouvons adapter nos réactions de manière à tirer le maximum d'eustress et éviter la détresse. Nous pouvons aussi interpréter les événements selon quatre positions de vie. Un échec, par exemple, peut être interprété comme :

- une défaite : position – + (je suis –, tu es + dévalorisation de soi par rapport aux autres)
- un défi : position + – (dévalorisation d'autrui et de surestimation de soi)
- un signe de plus que la vie est désespérante position – –, nihiliste

– une chance d'apprendre, de recommencer autre chose : position + +, de Gagnant, qui s'estime et estime les autres.

– + Défaite « C'est ma faute » « Je ne suis pas à la hauteur »	+ + Gagnant « Quel est le problème ? je cherche des solutions »
– – Désespoir « À quoi ça sert ? »	+ – Défi « Je les aurai »

Notre façon de répondre à un agent stresseur nous est dictée par nos croyances inconscientes sur qui nous sommes, qui nous voulons être, sur le monde et sur les autres.

Méconnaissances* et redéfinitions* permettent l'intégration de la signification négative de l'événement au cadre de référence de façon à l'utiliser pour faire avancer le scénario, nous ne sommes pas obligés de les employer.

Spirituel

Une bonne gestion du stress passe par l'intégration des événements stresseurs dans une perspective de vie plus large, par l'établissement de buts en relation avec notre recherche spirituelle.

5

Bénéfices primaires et secondaires

Nous avons décrit la maladie comme pouvant être la conséquence d'une mauvaise gestion du stress sur un organisme fragilisé par des besoins non satisfaits. Les concepts psychanalytiques de bénéfice primaire et secondaire vont nous permettre d'expliciter comment la maladie peut aussi être recherche de solution, tentative de satisfaction d'un besoin. Bénéfice de la maladie désigne d'une façon générale toute satisfaction directe ou indirecte qu'un sujet tire de sa maladie.

Le *bénéfice primaire* est celui qui entre en considération dans la motivation même d'une névrose ; satisfaction trouvée dans le symptôme, fuite dans la maladie, modification avantageuse des relations avec l'entourage.

Le *bénéfice secondaire* pourrait se distinguer du précédent par :

- Sa survenue après coup, comme gain supplémentaire ou utilisation par le sujet d'une maladie déjà constituée.
- Son caractère extrinsèque par rapport au

déterminisme initial de la maladie et au sens des symptômes.

• Le fait qu'il s'agit de satisfactions narcissiques ou liées à l'autoconservation plutôt que de satisfactions directement libidinales. (Laplanche et Pontalis.)

Le terme bénéfice secondaire est d'usage courant, il est souvent utilisé abusivement pour désigner le bénéfice primaire. Si le contenu des bénéfices peut être le même (satisfaction d'un besoin de protection, de reconnaissance, fuite, modification des relations), le processus est fondamentalement différent.

Le bénéfice primaire est le but, ce que recherche inconsciemment la personne ; le bénéfice secondaire est, comme son nom l'indique, secondaire : il apparaît de surcroît. Il fait obstacle à la guérison mais n'est pas impliqué directement dans le processus de déclenchement de la maladie.

Si dans le traitement on accorde une signification étiologique au bénéfice secondaire, on risque de passer à côté du véritable problème. Le cas suivant, d'une femme soignée pour un cancer du sein (hôpital Henri-Mondor – radiothérapie) illustre bien ceci : depuis le dépistage de son cancer, son réseau relationnel s'est fortement resserré, elle a découvert qu'autour d'elle des gens l'appréciaient et l'aimaient – être malade lui permettait de recevoir plus de signes de reconnaissance que d'habitude. Ces modifications de sa vie relationnelle constituaient bien un bénéfice secondaire, mais l'interprétation de celui-ci comme élément causal déclencheur n'aurait pas permis une bonne analyse de la situation réelle de la personne par rapport à sa maladie.

Ce n'était pas ce qu'elle recherchait en étant malade, car elle savait déjà prendre soin d'elle et s'entourer d'amis. Ce surcroît d'attention ne correspondait pas à la satisfaction d'un besoin méconnu. Le bénéfice primaire était ailleurs. Sept ans plus tôt, son ex-mari était décédé.

Depuis leur divorce trente ans auparavant, il n'avait cessé de lui poser des problèmes, de l'entraver dans sa liberté. Elle avait vécu cette mort comme un soulagement. Il apparut à travers les entretiens qu'une grande culpabilité était associée à ce sentiment. C'est la tentative de se décharger de cette culpabilité qui constituait à notre sens le bénéfice primaire.

Les bénéfices primaires

Les types de bénéfices primaires peuvent être très variés.

1. Satisfaction d'un ou plusieurs besoins à l'un quelconque des trois niveaux sans en prendre la responsabilité.
Au niveau corporel :
autostimulation, permission de prendre soin de son corps, de se reposer, d'arrêter de travailler…

Au niveau psychologique :
A. émotionnel : extorsion de signes de reconnaissance, resserrement du réseau relationnel, expression d'émotions interdites, permission d'être faible…
B. cognitif : solution d'un problème, sortie d'une impasse…

Au niveau spirituel :
prise de recul par rapport à la vie quotidienne, permission de prendre du temps pour réfléchir à la vie, permission de se remettre en cause…

2. Progression du scénario et réponse à une injonction catastrophique.
N'existe pas :
Un enfant peut percevoir que quelque part il n'est pas accepté par ses parents. Il se sent de trop. Pour survivre, il met en place des décisions, des comportements qui restreignent sa liberté. Lors de l'échec de ces mécanismes, lorsqu'il n'a plus d'issue, reste ouverte l'issue dramatique. Le suicide ou la maladie mortelle, en réponse à l'injonction, est paradoxalement la seule possibilité qu'il a de continuer à exister. Il répond alors à ce qu'ont demandé ses parents : « n'existe pas ! » C'est le bénéfice final du scénario.

Ne sois pas sain (d'esprit ou de corps) :
La maladie est alors une réponse directe à ce que la personne a intégré de la demande de ses parents. Pour être acceptée par eux elle doit être malade.

Ne sois pas de ton sexe :
Jean Guir, dans son ouvrage *Psychosomatique et cancer*, dit à propos de l'éclosion chez un sujet de phénomènes psychosomatiques : « Dans la pratique clinique nous constatons aussi qu'il a existé pour le sujet une obligation d'être du sexe opposé. L'injonction "sois un homme" ou "sois une femme" donnera aux signifiants "homme" et "femme" une place privilégiée. À cette demande de produire un nouveau sexe biologique, le sujet répond par la jouissance d'un organe (auto-érotisme) à entendre comme souffrance qu'il met à son insu à la disposition de l'Autre. Il s'agit pour lui de se transsexualiser à l'aide d'un morceau de corps qui, dans le phantasme, correspond à un changement obligatoire de sexe. »

Les autres injonctions ne mènent pas aussi directement à la maladie, toutefois elles limitent la personne dans ses possibilités et par là sont facteurs de risque.

Une maladie peut aussi être la conséquence d'un episcénario, c'est-à-dire la reprise à son compte de la malédiction transmise par le père ou la mère qui s'en débarrasse par là même.
La décision de mourir à un certain âge et par une certaine maladie peut dépendre de la programmation parentale (mourir à 60 ans d'un infarctus comme son père, déclencher un cancer à 43 ans comme sa grand-mère…).
La maladie comme protection contre l'aboutissement final du scénario : en réagissant aux événements, en multipliant les maladies bénignes, une personne peut

se protéger d'une maladie beaucoup plus grave. De telles personnalités psychosomatiques somatisent leurs émotions ; en arrêtant de somatiser au fur et à mesure, le stockage des émotions contenues risque d'être à l'origine d'un éclatement brutal dans une maladie grave. L'injonction « n'existe pas » est souvent sous-jacente, la personne s'en protège par ses maladies, tribut payé à la mort.

3. Perpétuation de la symbiose*
Lorsque le partenaire dans la symbiose meurt, créant par là même une rupture, le besoin d'identification et de fusion peut être si fort qu'il entraîne la personne à perpétuer la symbiose jusque dans la mort.
Tel l'exemple de cette femme de 30 ans dont le père est mort d'un cancer généralisé (poumon métastasé au foie). Une quinzaine de jours après sa mort, elle commence à tousser. Des investigations approfondies ne dépistent rien. Elle tousse de plus en plus et se plaint de douleurs au ventre ; sa famille remarque en même temps qu'elle prend la voix, les intonations, les gestes, mimiques et attitudes de son père, mais personne n'ose le lui dire. On dépiste bientôt un cancer du foie bien avancé, que rien ne pourra enrayer.

4. Jeux psychologiques*
Jeu intrapsychique d'autopunition lié à la culpabilité.
– *Ce coup-ci je te tiens salaud.*
– *Regarde ce que tu m'as fait faire.*
– *Jambe de bois.*
– *C'est affreux.*

5. Manifestation comportementale du *racket system* (somatisation).
La somatisation permet d'accumuler des expériences renforçant les croyances de scénario.

Les bénéfices secondaires

Les bénéfices secondaires peuvent paraître semblables aux bénéfices primaires, seul le fait qu'ils surgissent après coup les en distingue. En voici quelques-uns parmi les plus courants :

– Satisfaction des besoins aux trois niveaux.
– Permission de ne pas remplir les attentes des autres (ou de soi-même).
– Permission de ne pas s'occuper d'un problème.
– Permission de faire des choses qu'on ne ferait pas sans la maladie.
– Permission d'être et de faire ce que l'on veut sans en prendre la responsabilité (faire l'économie d'une demande, d'un refus…).
– Occasion de se remettre en cause, occasion d'un renouveau, d'un changement, d'un développement personnel.

La personne trouve dans la maladie un bénéfice, elle satisfait un besoin, cherche une issue à la situation dans laquelle elle est. La maladie est paradoxalement la meilleure solution possible, c'est-à-dire la seule disponible à ce moment-là dans un cadre de référence limité par des décisions scénariques.

6

Étude de cas

Marianne, 44 ans, analyste programmeur, mariée, sans enfant. Elle est en thérapie depuis un an pour se faire aider dans la guérison d'un cancer du sein (tumeur de 5 mm avec un ganglion atteint, dépisté et opéré un mois avant le début de la thérapie) ; elle est suivie pour les traitements chimiothérapiques et radiothérapiques à la Salpêtrière.

Elle naît quatre ans après son frère. Non désirée par sa mère, elle l'est par son père qui espère ainsi qu'elle séparera le couple mère-fils dont il est jaloux. Son enfance est dominée par sa jalousie envers son frère qu'elle aime cependant beaucoup. Celui-ci, asthmatique, est toujours malade et accapare ainsi l'attention de sa mère. Marianne a très envie d'être malade aussi mais ne l'est jamais. Une fois, sa mère a dit à quelqu'un : « Un malade dans la famille ça suffit, je ne pourrais jamais m'occuper de deux. » Le message est clair.

Ses parents ne s'entendent pas, son père menace fréquemment de partir, il est violent et Marianne est terrorisée. Marianne a du mal à trouver sa place dans cette famille. Elle ressemble physiquement à son père, et pour cela il lui est difficile d'être admise dans le camp de sa mère. Elle prend pourtant toujours son parti contre son père.

Ses parents divorcent. Avant de partir, le père prend son fils à part pour lui dire « des choses sur sa mère ». Celui-ci ressort catastrophé de l'entrevue – Marianne a peur et refuse d'écouter son frère –, il entre en dépression et se suicide quelque temps après avec la carabine qu'il avait achetée pour protéger sa famille des violences éventuelles du père.

Marianne s'occupe de sa mère, elle se dévoue entièrement à elle pendant neuf ans, jusqu'à sa mort. Au décès de sa mère, elle se dit : « Je n'ai plus rien à faire. » La seule chose qui la rattache à sa vie, c'est le désir de venger son frère et de tuer son père.

Six ans plus tard, son cancer est dépisté.

Le stress

Le cancer se déclare six ans après un événement stresseur majeur : la mort de sa mère.

Un grand isolement ne lui permet pas de recevoir les signes de reconnaissance et le soutien dont elle aurait besoin :

– L'expression des émotions lui est interdite du fait de son scénario (niveau émotionnel).

– La signification qu'elle prête à l'événement est

dramatique ; c'est pour ainsi dire l'arrêt de sa propre vie (niveau intellectuel).

– Sa vie n'a plus de sens (niveau spirituel).

Tableau clinique

Injonctions* :	Messages contraignants* :
N'existe pas	*Sois forte*
Ne sois pas importante	*Fais plaisir*
Ne ressens pas	
N'exprime pas ce que tu ressens	
Ne sois pas proche	
Ne sois pas une enfant	
N'aie pas de plaisir	

Type de passivité : Ne rien faire
Suradaptation

Structuration du temps* : essentiellement dans le retrait et l'activité.

Position de Victime* dans les jeux.

Racket ; « mieux vaut rire que pleurer », rire du pendu.

Bénéfice final de scénario* : la solitude, dominante dans toute sa vie.

Les bénéfices primaires

Au premier plan apparaît le Jeu « Ce coup-ci je t'ai eu ». La dynamique en a été la rage jalouse contre son frère, attestée par le sentiment de joie qu'elle a ressenti à l'annonce du diagnostic de son cancer et cette phrase intérieurement prononcée : « Tu peux y aller avec ton asthme. »

En réalité, derrière ce jeu, c'est tout le scénario qui est présent. On peut comprendre ce cancer comme une dernière façon de tenter d'attirer l'attention et la protection, une dernière tentative du Petit Professeur pour surpasser son frère et reprendre sa mère, tentative vouée à l'échec par le sabotage du décalage dans le temps, quand le besoin est impossible à satisfaire.

Elle ne s'autorise à tomber malade qu'à la mort de sa mère, quand elle ne peut plus obtenir la reconnaissance de celle-ci, mais surtout quand elle ne court plus le risque de se voir rejetée. Il aurait été intolérable, tombant malade du vivant de sa mère, de s'apercevoir que sa mère ne s'occupait pas d'elle (« un malade dans la famille ça suffit, je ne pourrais jamais m'occuper de deux »). Elle s'est ainsi protégée d'un rejet manifeste de la part de sa mère.

Marianne s'attendait depuis longtemps à son cancer mais « sa mère n'aurait pas supporté ». Dans cette phrase on voit poindre le signal de la liquidation d'une collection de timbres de colère.

Le ressentiment lié au fait d'avoir toujours été reléguée au second plan derrière son frère ne pouvait s'exprimer. D'une part la jalousie était très mêlée d'une culpabilité encore renforcée par le suicide. Lors de la mort de son frère elle a ressenti un sentiment de culpabilité aigu (elle aurait pu le protéger davantage, l'empêcher de passer à l'acte). L'intensité de cette culpabilité est due au désir inconscient de mort qu'elle avait sur son frère (jalousie). D'autre part, manifester d'une façon aussi provocante la jalousie contre son frère du vivant de la mère était trop dangereux au vu de la symbiose mère-fils.

LES TROIS NIVEAUX DE BESOINS

Physique :

On ne peut considérer dans ce cas que la maladie soit un processus primaire de satisfaction.

Psychologique :

A. Émotionnel : outre la dimension déjà évoquée de l'expression d'une demande envers la mère et de la colère envers elle et le frère, le cancer était pour Marianne une tentative d'obtenir de l'attention et du soutien de la part de son mari, et de se sentir enfin reconnue par lui.

B. Cognitif : la mort était la seule solution pour Marianne dans la situation problématique où elle se trouvait ; sa seule raison de vivre était la vengeance de son frère, celle-ci passant par le meurtre de son père. Bien qu'elle y ait sérieusement pensé, sa morale religieuse catholique lui interdisait de passer à l'acte.

Spirituel :

Depuis le décès de sa mère, Marianne n'a plus de raison de vivre, sa vie n'a plus de sens, elle se sent inutile.

LES BÉNÉFICES SECONDAIRES

Depuis qu'elle est malade, Marianne s'autorise à avoir des besoins, à demander. Si elle n'obtient pas de son mari les bénéfices qu'elle escomptait, l'importance de sa maladie lui donne l'énergie de lutter contre le pouvoir de celui-ci (c'est-à-dire de reprendre le pouvoir qu'elle lui avait laissé jusqu'à présent) pour la satisfaction de ses besoins (prendre la voiture, aller se promener sans lui, récupérer du territoire pour elle dans la maison, etc.).

Auparavant, il lui était très difficile de demander aux gens de venir la voir, elle ne l'avait pour ainsi dire jamais fait. Au cours de ses hospitalisations, elle s'est autorisée à demander des visites, premier pas pour apprendre à demander ensuite aux gens de venir chez elle, même si elle n'est pas malade.

Ses hospitalisations lui permettent d'éviter la confrontation quotidienne avec son mari. Elle fait une thérapie, se remettant en cause plus en profondeur qu'elle ne l'aurait sans doute fait. Ce cancer est l'occasion de nombreux changements dans sa vie, de renouveau, de perspectives nouvelles, de développement personnel.

LES BÉNÉFICES PRIMAIRES D'UNE ÉVENTUELLE RECHUTE

Marianne a découvert récemment qu'une partie d'elle serait contente de la découverte d'une métastase. Le bénéfice primaire serait demander à son mari de la quitter pour qu'il n'assiste pas à sa « dégradation ». Une fois qu'il serait parti, elle guérirait. Elle aurait ainsi réalisé la séparation d'avec son mari sans en prendre la responsabilité, sans être en contradiction avec ses valeurs : « Quand on se marie c'est pour la vie. »

Marianne a décidé que son corps ne serait plus le messager de ses demandes, de ses souffrances. Son contrat* en thérapie est :

« Je règle mes problèmes sans attenter à ma santé. »

Conclusion

Il paraît difficile désormais de considérer la maladie dans une perspective mécaniste de séparation entre le corps et l'esprit. Les processus physiologiques et psychologiques ne sont que deux manifestations d'une même réalité. Le corps peut se faire le messager de difficultés de la personne.

Devant l'émergence d'un besoin, il existe deux possibilités : soit la personne le reconnaît, soit elle le méconnaît.

Si la satisfaction du besoin est dans la « sphère de disponibilité » *(sphere of availability)* de la personne, c'est-à-dire dans le domaine de ce qui est réaliste et en rapport avec ses possibilités, elle peut reconnaître son besoin et le satisfaire.

Dans le cas contraire, tout en reconnaissant son besoin, la personne ne peut lui donner satisfaction. Si elle gère sa frustration de façon positive, son problème est résolu.

Si elle ne voit aucune possibilité d'obtenir satisfaction, c'est-à-dire :

– si elle méconnaît sa capacité propre à résoudre son problème,

– si elle n'envisage pas que le problème puisse être résolu,

– si elle méconnaît l'importance du besoin en présence,

– si elle méconnaît enfin l'existence même du besoin, elle entre dans un processus de mauvaise santé psychique ou physique. Le risque pour elle est de se trouver dans une impasse ou d'entrer dans un jeu.

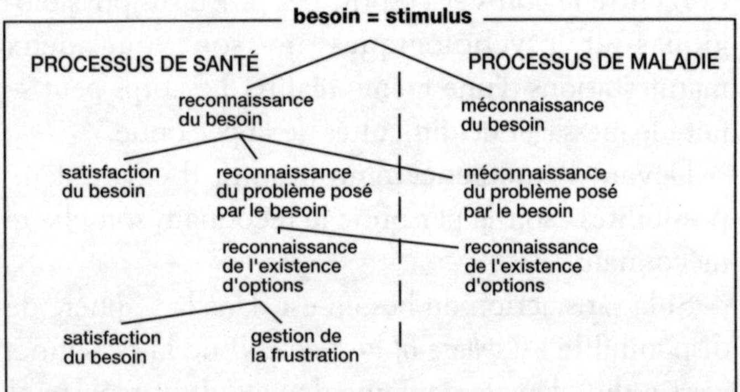

Par ailleurs, toute méconnaissance est une porte ouverte aux jeux (transactionnels ou intrapsychiques) de Persécuteur*, (« ce coup-ci je t'ai eu salaud ») de Victime* (« jambe de bois ») de Sauveteur (tomber malade pour sauver une situation…).

Cette idée que la maladie peut être un jeu de Sauveteur est associée à la notion de patient désigné.

Une personne se voit assigner un rôle de malade pour permettre au système de fonctionner (par exemple un système familial). Si le malade est apparemment Victime, son rôle est Sauveteur.

Dans une perspective sociale et historique, les grandes maladies, les épidémies, ont un rôle de sauvegarde de la courbe démographique, lorsque les guerres ne déciment pas suffisamment d'individus. Une épidémie ne survient pas par hasard dans une société donnée, elle intervient dans une période où les défenses de l'organisme/société sont abaissées ; cette moindre résistance étant à mettre en relation avec la situation économique, sociale, politique.

Outre cet aspect, le phénomène épidémique peut se comprendre par l'influence sociale. En présence d'une foule, une personne a tendance à se conformer à ce qu'elle perçoit être les caractéristiques de cette foule. Par mimétisme, identification, la personne adopte les comportements du plus grand nombre, dans le cas d'une maladie, les symptômes de celle-ci.

À moins d'avoir une personnalité forte, c'est-à-dire la capacité de rester soi-même face à cette demande d'identification, le risque est de tomber malade pour rester dans la norme (*Petit Robert* : norme = état conforme à la majorité des cas). Cette hypothèse est avancée sans écarter les phénomènes de contagion, elle tente d'expliquer pourquoi tous ne tombent pas malades.

Tout au long de cette étude, nous avons démontré l'interrelation entre le psychique et le physique, l'importance de la connaissance de soi-même et de ses besoins pour trouver des moyens sains et directs de les satisfaire.

Nous l'avons placée dans un cadre conceptuel : l'homéodynamique. Celui-ci a l'avantage de rendre compte de la nouvelle évolution de l'homme. Dans le monde occidental, jusqu'aux années soixante, les valeurs étaient essentiellement le travail, le devoir. Au premier plan étaient la construction de la société industrielle et la production de biens matériels. Les choix individuels étaient limités tant sur le plan affectif que professionnel.

Aujourd'hui l'homme ne lutte plus pour sa survie matérielle, il se tourne vers d'autres buts. Ses valeurs sont devenues les loisirs et le développement personnel. Le devoir fait place au plaisir, le conformisme à la liberté, et avec elle au poids de la responsabilité des choix.

La société a profondément changé, les motivations de l'homme ne sont plus les mêmes, il est en train de se créer de nouveaux horizons, libéré de nombreuses contraintes, il est disponible pour créer, inventer de nouveaux champs.

En se connaissant lui-même, en prenant la responsabilité de satisfaire ses besoins, en s'autorisant à créer sa vie comme il l'entend, l'homme peut s'éviter la maladie. La possibilité de somatiser est une soupape de sécurité, un dernier moyen de porter un message dont nous ne voulons pas prendre la responsabilité. Mais nous pouvons aussi éviter à notre corps de supporter le poids de nos conflits.

Le corps est un messager malheureusement efficace, mais à quel prix !

ANNEXE

Les facteurs psychiques dans l'origine du cancer du sein

Isabelle Filliozat

Comment comprendre la maladie ? Pour quelle raison, exposé aux mêmes facteurs, l'un déclenche la maladie et pas son voisin ? Et pourquoi l'un guérit et l'autre pas ? Le psychisme peut-il être impliqué dans le déclenchement d'un processus aussi grave que le cancer ? Et si oui, de quelle manière ? Telles sont les questions auxquelles je me suis attelée à l'âge de 25 ans dans mon mémoire de maîtrise de psychologie clinique, en 1983.

Quand le corps se suicide

Un homme de 45 ans se prépare à déménager vers une autre ville. Mais des difficultés se présentent, lui imposant de rester... Il ne le peut pas. Une autre vie l'attend ailleurs. Impossible de rester, impossible de partir. Incapable de trouver une alternative à ce dilemme, il entreprend son voyage dans un état d'angoisse intense. Le train stoppe dans quelques gares. À mi-chemin de sa destination, l'homme descend marcher un peu sur le quai. Quand le train redémarre, convaincu qu'il ne peut ni aller plus loin, ni retourner sur ses pas, il tombe soudain à terre, mort. Cet homme est décédé sans cause identifiée. Il n'avait aucun antécédent médical significatif.

Pour stupéfiante qu'elle soit, cette histoire, rapportée par le Dr Leon J. Saul[1], n'est pas rare. La mort peut survenir, brutalement, sans cause médicale connue, dans une situation sans espoir, ou plutôt vécue comme sans espoir. Quand nous sommes face à une situation de vie intolérable, quand nous nous vivons comme dans une impasse, sans échappatoire… Le corps cherche une issue.

Le Dr George L. Engel, professeur de psychiatrie et de médecine à l'université de Rochester a étudié ce problème de mort subite sans cause médicale apparente. Il a compilé et analysé des centaines de cas. De cette recherche, il conclut à l'importance des facteurs émotionnels dans la détermination de ces décès. Se sentir sans espoir et impuissant est la caractéristique de ce qu'il a nommé le « giving-up, given-up complex[2] ». Le décès d'un individu peut donc intervenir dans une situation d'impasse psychologique. On peut mourir de ne pas trouver de solution à une situation intolérable. Le corps peut se « suicider » sans revolver ni pilule. Quand on ne sait plus vers quelle direction se tourner, on peut « laisser tomber ».

1. *In* Herbert Benson, *The mind/body effect*, p. 16.
2. En français, le complexe du laisser tomber, laissé tomber.

Le cancer du sein

En 1982, le cancer est encore très souvent létal. Le système immunitaire baisse la garde devant des cellules cancéreuses, lesquelles se développent et prolifèrent. Une, puis des tumeurs se forment, envahissant les tissus sains. Un processus plus ou moins rapide d'autodestruction est en route. Si l'on postule que des facteurs psychologiques contribuent à l'apparition d'un cancer, sont-ils proches du complexe du « laisser tomber » décrit par Engel ?

Lawrence LeShan, psychologue américain, a mené de 1952 à 1964 une recherche sur plus de quatre cents patients atteints de cancer, dont soixante et onze poursuivaient une psychothérapie avec lui. Ses résultats sont sans ambiguïté. Tous avaient perdu le sens de leur existence. Tous éprouvaient un intense sentiment d'impuissance devant la vie et un manque total d'espoir. Était-ce la maladie qui les plongeait dans cet état ? Non, il était antérieur à l'apparition des premiers symptômes de la maladie. Affinant son analyse, Lawrence LeShan a établi le lien entre le cancer du sein, un type de personnalité et un scénario de vie particulier. L'impasse rencontrée s'apparente, par le désespoir et le manque d'option, à celle susceptible d'être à l'origine d'une mort subite. Elle présente toutefois d'autres spécificités.

En substance, la personne qui sera atteinte d'un cancer du sein n'exprime pas (ou peu, ou mal) ses émotions et principalement la colère. Elle ne s'estime pas suffisamment importante pour s'en donner le droit. Elle a souvent appris que les relations affectives sont source de souffrance et de rejet. Elle se sent volontiers coupable et inférieure, et n'ose se montrer elle-même de crainte d'être délaissée. Elle endosse une personnalité pour se faire aimer. Elle est fréquemment efficace et au service des autres, cherchant à réussir ce qu'elle croit impossible : se faire aimer. Un désespoir profond sous-tend sa personnalité souvent souriante en surface.

Sur cette base se greffe pour certaines personnes un scénario de vie spécifique se déroulant en trois phases majeures :

– Dans les sept premières années de leur vie, les personnes ont été marquées par un traumatisme vécu dans la solitude et la culpabilité. Elles en déduisent être sans valeur. Elles répriment leurs émotions, leur être véritable, et développent une personnalité pour se faire aimer.

– Une relation importante donne sens à leur vie. Elles se sentent enfin acceptées.

– Cette relation se rompt, réveille les craintes de l'enfance. La rupture confirme à leurs yeux qu'elles ne valent rien.

« Comme Sisyphe, ils avaient toujours su qu'ils n'atteindraient jamais le sommet de la montagne, que tôt ou tard le rocher dégringolerait la pente. La perte de leur raison de vivre leur prouvait simplement qu'ils avaient vu juste. » Le désespoir est total. Leur vie devient un fardeau intolérable, dont seule la mort peut les délivrer. Le cancer résout en quelque sorte leur problème.

LeShan, pour valider ses hypothèses tenta de prédire la présence ou non d'un cancer sur des dossiers inconnus de lui auparavant [3]. Ses prédictions ont été correctes dans vingt-quatre cas sur vingt-huit.

Arthur Schmale, de l'université de Rochester, avait de la même façon monté un projet pour vérifier sa capacité à prédire un cancer sur des femmes venant pour une biopsie. Il conduisit des interviews et fit passer à chacune un test de personnalité [4], cherchant le manque d'espoir et une perte émotionnelle récente. Ses prédictions ont été correctes dans trente-six cas sur cinquante et un.

En 1975, Green et Morris au Kings College Hospital, à Londres, montrèrent une corrélation entre des difficultés à l'expression de la colère et la présence d'une tumeur maligne au sein chez des femmes venant pour un examen de leurs poumons.

Toutes les recherches s'accordent sur un point, l'occurrence du cancer est corrélée avec la difficulté à exprimer la colère et les émotions en général. Des tentatives d'explication du lien entre répression des affects et processus cancéreux ont été menées par

3. Il a utilisé le test Worthington Personal History.

4. Le MMPI, Inventaire multiphasique de la personnalité du Minnesota, sans doute le questionnaire de personnalité le plus utilisé dans le monde.

Reich, Lowen et Kelley, pour n'en citer que les principaux [5].

Le désespoir des personnalités à haut risque de cancer n'est pas évident aux yeux non avertis. Il est souvent refoulé. Les personnes atteintes d'un cancer apparaissent comme des personnes actives, dévouées, fréquemment admirées par leur entourage. LeShan explique très bien cet apparent paradoxe en établissant une distinction entre dépression et désespoir. Plus le dépressif sombre dans sa dépression plus il renonce à ses activités coutumières. Contrairement à lui, l'individu en proie au désespoir ne ralentit pas son allure. Il continue à marcher à son pas habituel, et quelle que soit la profondeur de son désespoir, il maintient sa routine journalière.

En psychothérapie, LeShan découvre que ses clients eux-mêmes ne sont pas conscients de leur désespoir. Ils ont refoulé les émotions liées à ce sentiment et acceptent leur vie stoïquement, sans amertume ou ressentiment. La maîtrise de soi, l'idéalisme et le sens des responsabilités sont des vertus fréquemment partagées par les personnes ayant développé un cancer. Ces qualités sont indéniablement valorisantes, mais impliquent le sacrifice d'une partie du Moi, et les tensions non déchargées se retournent contre l'individu.

---

5. À l'époque bien sûr. Depuis, de nombreux chercheurs ont apporté leur contribution.

Le stress

Depuis la rédaction du *Corps messager*[6], les chercheurs ont beaucoup progressé. La liste prédictive de Holmes et Rahe a été remise en cause. Davantage encore que les événements ponctuels, la répétition de micro-événements et la tension au quotidien sont facteurs de stress.

Le sentiment profond d'indignité, l'impossibilité d'être soi, et la tension pour maintenir le personnage admiré de tous constitue un stress intense et quasi permanent. Tant que la personne est dans une relation qui lui donne une raison de vivre, elle compense. Lorsque cette relation se rompt, cela constitue un stress majeur. **Ce n'est pas la rupture en elle-même qui déclenche le processus cancéreux, mais l'interprétation qu'en fait la personne en fonction de son histoire.** Quand on est convaincu de ne pas être digne d'amour, quand on dissimule en soi profonde solitude et sentiment de culpabilité, une rupture confirme voire renforce ces croyances négatives sur soi.

Ce n'est pas l'agent stresseur qui cause la maladie, mais la réaction de l'individu à cet événement ou situation.

Tous ne développent pas un cancer suite à une rupture, fût-elle dramatique. La maladie s'installera chez celui qui, de par son histoire et sa structure, ne

---

6. Lire p. 92

possède pas les ressources qui lui permettraient de s'adapter [7].

Quelle que soit la nature de l'agent stressant, physique, chimique ou psychologique, un message est transmis dans la région de l'éminence médiane, l'hypothalamus. Cette petite structure dans notre cerveau est responsable de la régulation du système immunitaire et contrôle l'hypophyse, régulatrice de la balance hormonale. Le stress modifie notre physiologie. C'est ainsi qu'un facteur psychologique peut mener à une manifestation somatique.

Un cancer peut débuter en de multiples localisations. Y aurait-il une raison pour qu'il se développe dans telle ou telle région du corps, dans tel ou tel organe ? Très peu de travaux sont connus sur le sujet [8]. A. Sutherland évoque l'hypothèse d'une signification particulière d'une partie du corps pour la personne, la menant à surinvestir cette zone ou au contraire à la dénier.

Le sein porte une part importante de la définition de la femme. Il est éminemment sexué et relationnel. L'investissement de la sexualité et de la féminitude peut être en rapport avec une localisation de la tumeur au sein.

Le cancer du sein est une maladie de plus en plus fréquente. Une femme sur dix en est atteinte un

7. Par structure, j'entends non seulement la structure psychique mais les prédispositions génétiques.

8. Depuis la rédaction de ces lignes, en 1983, de nombreux travaux ont été publiés.

jour[9]. Il est certes mieux dépisté, et d'autres maladies ont été éliminées, mais si des facteurs psychiques sont impliqués dans sa détermination, on peut suspecter aussi une dimension sociale. En effet, à la femme en désespoir déjà évoquée, la société, ses amies, ses collègues, sa mère, ses proches parents, présentent un modèle de « solution ». Les travaux de Freud sur la foule et l'inconscient collectif, et sur les notions d'introjection, d'incorporation et d'identification d'une part, les expériences de Milgram[10] sur la soumission à l'autorité, et les nombreuses études de l'influence du groupe sur la personne vont dans ce sens.

Le pic d'occurrence du cancer du sein se situe aux alentours de 45 ans, c'est-à-dire en période de préménopause. Outre les perturbations hormonales susceptibles de jouer leur rôle dans le déclenchement de la maladie, c'est un temps de redéfinition. Pour une mère par exemple, les enfants, devenus adultes, quittent la maison. Même si elle travaille et a d'autres investissements, elle doit faire là le deuil de toute une période de sa vie. Ce travail de deuil sera d'autant plus important qu'elle s'est beaucoup impliquée dans l'accompagnement de ses enfants. Elle doit abandonner une importante source de gratifications sur le plan émotionnel, elle perd un rôle sur le plan social, elle perd un peu de sa définition de mère. Si la femme

9. Statistiques de l'époque
10. Stanley Milgram, *La soumission à l'autorité*, Calmann-Lévy.

n'existe pas suffisamment pour elle-même, si elle a couvert son sentiment profond d'inutilité par la maternité et le maternage, si elle s'est consacrée à ses enfants par manque d'importance personnelle, cette perte de son rôle la plonge dans un gouffre immense. Elle est face à ses sentiments d'indignité.

D'autre part, la perte de sa fécondité, même si elle ne désire plus d'enfant, est un événement important pour une femme. Celle qui n'a pas eu d'enfant doit accepter, à 45 ans, qu'elle n'en aura jamais. Si c'est un choix pour certaines femmes, c'est un deuil particulièrement douloureux pour d'autres. Ce sera un passage d'autant plus dangereux, quant au risque de déclencher un processus cancéreux, qu'elle niera sa frustration, sa colère et sa tristesse et traversera l'étape vaillamment avec le sourire.

Quarante-cinq ans est donc l'âge d'une transformation parfois difficile à vivre. La femme est vulnérable et d'autant plus en son « Sein », symbole nourricier et maternel.

Les entretiens

De ces recherches, expérimentations et informations, il découle les hypothèses suivantes : 1) la femme porteuse d'une tumeur cancéreuse au sein a tendance à réprimer la colère et le ressentiment. 2) Elle a vécu une perte d'objet, c'est-à-dire qu'elle a perdu une relation importante pour elle, dans les six années précédant le dépistage du cancer. (Un carcinome mammaire met environ six ans à se développer.)

Stagiaire à l'hôpital Henri-Mondor dans le service du Professeur Pierrequin, je me suis mise à l'écoute. Installée dans la salle d'attente du poste de radiothérapie, grâce à la complicité des manipulatrices, j'ai pu m'entretenir avec des femmes de 30 à 70 ans venant pour leur traitement de radiothérapie, quinze jours à un mois après le dépistage de leur cancer. Voici les témoignages de dix de ces femmes.

Annie M., née en 1915. Âgée de 67 ans (diagnostic T2 N0 M0 [11]).

Pas d'antécédents familiaux de cancer.

Née d'un père mort à la guerre, Annie M. a été élevée par sa grand-mère maternelle et ses tantes jusqu'au remariage de sa mère quand elle avait 5 ans. Trois frères et sœurs sont nés de ce second mariage.

Sur le plan de l'expression des émotions, Annie M. se dit assez calme. **Elle ne connaît pas la colère**. Face à un problème, elle ne s'énerve pas et privilégie l'attitude du « tout s'arrange toujours » . Elle surmonte bien les difficultés. Sa mère est « très forte de caractère », elle lui ressemble.

Mariée à 17 ans, Annie M. met au monde un premier enfant à 20 ans. Elle le perd six mois plus tard. Elle attend trois ans avant d'accoucher d'un autre

11. Taille 2, N 0, Métastases 0

enfant. Après quatorze années de mariage avec un homme buveur et cavaleur, elle divorce.

En 1946, elle rencontre un autre homme. Elle s'installe avec lui. Il est boucher, elle tient la caisse. Elle aime cet homme, elle aime cette période de sa vie, elle aime son travail à la boucherie. Elle l'évoque d'une voix émue. Elle est enfin heureuse. Hélas son nouveau mari a des problèmes coronariens, ils doivent prendre leur retraite anticipée. **Annie M. se sent soudain inutile**.

Apprenant le diagnostic de cancer, elle a un peu pleuré, mais elle n'a pas eu peur : « Rien ! », dit-elle. Elle a « pris ça assez bien ».

On retrouve chez Annie M. le profil décrit par Lawrence LeShan. Née d'un père mort, confiée puis reprise à trois femmes différentes, de nouveau chez sa mère à 5 ans, elle s'est vécue comme étrangère dans une nouvelle famille. Sur le plan de l'attachement ses premières années ont été mouvementées et traumatiques. **Elle s'est souvent sentie « de trop » en ce monde**. Ses besoins d'amour et de protection stable ont été peu satisfaits.

Adolescente, elle se marie à un homme buveur et cavaleur. Cette aventure lui prouve que, décidément, se lier est source de souffrance. Pour couronner le tout, elle perd à 20 ans son premier bébé. Une vie peu facile, mais qu'elle accepte. Elle se montre forte et surmonte les difficultés.

À la question : « Quel a été l'événement le plus heureux de votre vie ? », elle ne cite que des faits d'après 1946. Elle souligne la naissance de ses petits-enfants et arrière-petits-enfants, en omettant la naissance de son propre fils.

En 1946, donc, sa vie change. Elle vit avec un homme, tient une boucherie avec lui, elle s'épanouit, s'investit beaucoup dans son travail et dans les relations qu'il lui procure. Elle décrit ses contacts avec les clients avec emphase. Elle est heureuse. Mais un jour, tout s'écroule, à cause des problèmes de santé de son mari, ils doivent prendre leur retraite. Elle décrit cela comme une grande perte pour elle. **Perte des contacts, perte de son sentiment d'utilité** dans la vie.

Cinq ans plus tard, elle sent de grosses boules dans son sein.

Béatrice N., née en 1947, âgée de 35 ans (diagnostic : adénocarcinome T2).

Antécédents familiaux : **Sa mère a subi une hystérectomie totale à 35 ans**, pour fibrome.

Née de parents immigrés polonais, Béatrice N. a vécu une enfance bousculée, ponctuée de nombreux déménagements. Élevée par les Sœurs, elle se souvient avoir éprouvé de la jalousie lors de la naissance de son frère, elle avait 4 ans. En 1956, son père a fait deux mois de prison pendant la guerre d'Algérie. Elle avait 9 ans et décrit cette période comme très éprouvante pour sa mère. Six ans plus tard, cette dernière se fait opérer d'un fibrome et a beaucoup de mal à s'en remettre. Béatrice N. avait 15 ans. Elle raconte une enfance jamais gaie, celle **d'une enfant ne recevant pas suffisamment d'amour et dont les besoins étaient moins importants que ceux des autres.**

Dans ses rapports aux autres, Béatrice N. cherche à ne pas faire de peine. **Elle se met en colère pour défendre autrui, jamais pour ce qui la concerne personnellement. Les autres passent avant elle**. Petite fille triste, elle ne jouait pas beaucoup et suçait son pouce dans son coin. Elle se décrit comme soucieuse, mais dynamique et volontaire. Un problème ? Elle l'assume, puis craque « à retardement ». Son sommeil est difficile. Elle prend des tranquillisants (Équanil, Seresta et autres). Béatrice N. éprouve souvent le sentiment d'être coincée, « je ne m'en sortirai jamais » est une phrase lui revenant en tête souvent. Parallèlement, elle mène ses activités avec courage : « Je ne suis pas du genre à dire "je laisse tout aller". » Elle a eu des idées de suicide, mais précise que c'était avant, plus maintenant...

Un an après son mariage, en 1966, son frère cadet meurt. Elle annule la location d'un nouvel appartement trop éloigné et vient habiter chez ses parents avec son mari. « Si ma mère ne m'avait pas eue, elle se serait suicidée. » On entend dans ces mots le désespoir de cette petite fille précocement abandonnée par sa mère, jalouse d'un frère qui, lui, reçoit de l'attention. Le frère disparu, Béatrice N. se rapproche de sa mère et tente d'être enfin importante à ses yeux. C'est le moment le plus douloureux de sa vie, **quinze ans avant son cancer**. Elle a dû se montrer plus forte que jamais, donnant à sa mère un soutien qu'elle n'avait jamais reçu enfant. Après que tout danger a été écarté, elle s'est écroulée et a fait une dépression.

Sept ans plus tard, après la naissance de deux enfants, d'un commun accord avec son mari, elle divorce. Aidée par sa famille mais accablée par celle de son ex-mari, c'est très dur. Ses enfants ont 4 ans et 14 mois. Un peu plus tard, elle a un ami. **Il y a douze mois**, elle veut rompre, son ami est hospitalisé en urgence pour crise cardiaque. Elle se sent coupable. Pour une fois qu'elle exprime un besoin, décidément, c'est dangereux !

À 35 ans, à l'âge où sa mère a subi son hystérectomie, Béatrice B. doit se faire opérer d'une tumeur maligne au sein. De plus, quinze ans se sont écoulés entre l'événement le plus douloureux de sa vie (mort de son frère et prise en charge de sa mère) et l'opération. Elle avait 15 ans quand sa mère a subi son hystérectomie. Comme une dernière tentative inconsciente pour se faire aimer de sa maman, elle répète son histoire. « Vois comme je suis bien ta fille, je suis comme toi. » Ce processus d'identification au parent qui manque tellement est fréquent.

Elle n'a que 35 ans, mais ne pense plus à l'avenir. « Me remarier ? Je ne sais pas. »

Mathilde C., née en 1943. Âgée de 40 ans (diagnostic : adénocarcinome T3, métastasé).

Antécédents familiaux : sa mère a eu un cancer de l'utérus au même âge, à 40 ans.

Mathilde était la troisième et dernière enfant. Sa mère est opérée du cancer de l'utérus **sept ans après** sa naissance. Que s'est-il passé autour de cette naissance ? Qu'a vécu la mère pour déclencher ce processus cancéreux ? Nous ne le savons pas.

Mathilde C. a tendance à se faire beaucoup de soucis, mais elle ne le montre pas. Elle pleure, oui, mais se renferme sur elle-même. **Elle ne se met pas en colère**. Elle surmonte les difficultés. Elle a le même caractère que sa mère.

L'événement le plus douloureux de sa vie est son mariage. Elle ne s'entendait pas avec son mari et a **divorcé il y a six ans**.

À la question de l'événement le plus heureux, elle répond : la naissance de mes enfants. Elle ajoute très vite n'avoir pas eu tellement de moments heureux dans son existence. Elle a des problèmes d'argent. Rien ne marche jamais. Elle se renferme sur elle-même. Sa famille est en Normandie, elle n'éprouve pas le besoin de les voir. Elle veut rester seule à la maison avec ses enfants, des jumeaux maintenant âgés de 17 ans, bientôt autonomes. Mathilde C. s'isole. Elle sentait une grosseur au sein à la palpation depuis six mois. Quand elle se présente à l'hôpital, deux métastases de très grande taille se sont déjà développées.

Nous possédons trop peu d'informations sur l'histoire de cette personne pour l'interpréter correctement. Nous retiendrons son manque de bonheur, son courage, et sa difficulté à montrer sa colère. Elle met longtemps avant de se faire examiner. Elle a si peu goût à la vie… Et maintenant que ses garçons sont grands…

Amandine D., née en 1928. Âgée de 53 ans (diagnostic : adénocarcinome T2 N0 M0).

Antécédents : sa grand-mère maternelle est décédée d'un cancer du foie à 78 ans. Son grand-père paternel d'un cancer de l'estomac, avant 70 ans. Son père, mort à 82 ans d'un cancer de l'intestin et du foie. Sa cousine a été opérée d'un cancer sur un sein à 36 ans, puis à 43 ans dans le deuxième sein.

Seconde de huit enfants, de parents agriculteurs, elle a reçu peu d'attention de sa maman.

Amandine D. **ne se met pas en colère**. Il lui est difficile d'exprimer ses émotions. Elle dit pleurer un peu, mais elle est résistante et a toujours la force de surmonter. Sa mère, comme sa grand-mère, étaient très effacées, renfermées, résistantes et ne se plaignant jamais. Amandine a souvent des « crises de foie » et de fortes migraines.

Six ans après son mariage, elle n'est toujours pas enceinte et craint de ne pouvoir avoir d'enfant. Elle désire une famille nombreuse. Enfin, un fils naît, puis une fille. Elle adopte aussi trois autres enfants. Elle s'investit énormément auprès d'eux. **Il y a quatre ans**, sa fille part à l'étranger. C'est très dur pour elle. Elle est inquiète, mais ne peut ni ne veut rien faire pour l'empêcher de partir. À la même époque son frère se broie une épaule dans un accident, et le cancer de son père s'accélère.

Madeleine E., née en 1930, âgée de 52 ans (diagnostic : adénocarcinome).

Pas d'antécédent familial.

Aînée de cinq enfants, elle n'a pas eu droit à son enfance. **Elle ne dit pas ses colères**. Elle a appris, comme de nombreux aînés, que **les autres passent avant**. Depuis le diagnostic, elle vit seule sa maladie. Elle ne veut pas mettre au courant sa famille, pour ne pas les inquiéter !

Son mariage est peu satisfaisant. Elle développe une relation amoureuse extra-conjugale. Tiraillée entre les deux hommes, elle ne sait pas se décider. L'événement le plus douloureux de sa vie fut la maladie de sa mère, début 1981. C'était très dur pour elle. Seule des cinq enfants à s'occuper de sa mère mourante, elle se levait à 6 h tous les matins et ne dormait plus. Un coup très pénible lui est alors porté par son beau-frère. Ce dernier l'accuse d'être responsable de la maladie de sa mère ! Elle s'est dévouée jusqu'à s'écrouler mais n'a pas été reconnue pour ce dévouement. Jusqu'à être soupçonnée d'avoir causé le cancer maternel. Perdant le soutien de sa famille, elle se retrouve face à sa vie, c'est-à-dire à rien, au vide. Prenant des hormones pour réguler sa ménopause, elle double les doses de son propre chef « pour tenir le coup » ! **Dix-huit mois plus tard, un adénocarcinome est dépisté**.

Madeleine E. est seule. Elle paraît dynamique, responsable, mais l'effondrement sous-jacent est audible dans son discours. Sa vie est confuse, elle n'a plus de but, elle a arrêté ses études de droit et n'éprouve plus d'intérêt pour la vie.

Célestine F., née en 1922. Âgée de 60 ans (diagnostic : adénocarcinome).

Antécédents familiaux : néant.

Pas d'information sur son enfance.

Célestine F. se dit *« gentille ». Elle ne se met pas en colère*, elle encaisse. Elle a très peur du traitement et pleure facilement.

Elle vit avec son ami routier depuis trente ans. L'événement le plus douloureux de sa vie, un déclassement professionnel, est survenu **il y a cinq ans**. Elle était contremaîtresse. À la suite du rachat de l'usine par une autre société, elle est passée à la chaîne. Elle a vécu ce déclassement comme une humiliation mais, la colère lui étant inconnue, elle n'a pas su se défendre.

Dans la période des dix-huit mois à six mois précédant le dépistage de son cancer, sa mère est décédée à l'âge de 78 ans des suites d'une fracture du col du fémur. Sa mère était à sa charge depuis longtemps. Outre la perte de sa mère, elle a aussi perdu une fonction auprès d'elle, et son sentiment d'utilité.

Elle voit l'avenir tristement, « on n'est plus rien à 60 ans », dit-elle.

Marie-Thérèse G., née en 1928, âgée de 54 ans (diagnostic : dénocarcinome T3 N1).

Antécédents familiaux : une cousine décédée d'un cancer de l'utérus.

Très tendue, nerveuse, souvent déprimée, elle « prend sur elle », et **ne montre pas ce qu'elle ressent.**

Fille unique, Marie-Thérèse était très proche de son père ; elle a été très choquée par sa mort à 52 ans. Elle en avait 32.

Les éléments marquants de la période des **sept annnées précédant le dépistage** sont le mariage de son fils mais surtout beaucoup de voyages, de déplacements, et finalement **son déménagement en Bretagne**, pour des raisons professionnelles. Fille du Sud, Marie-Thérèse G. **n'arrive pas à s'adapter** à ce qu'elle nomme la froideur des gens du Nord. Elle parle à plusieurs reprise du manque de contacts. En Bretagne, elle a très peu d'amis, elle se sent mal. **Peu après son déménagement, elle s'est sentie de plus en plus fatiguée, jusqu'au dépistage de sa maladie.**

Ginette H., née en 1930, 52 ans (diagnostic : adénocarcinome).

Antécédents familiaux : grand-mère paternelle décédée à 60 ans d'un cancer de l'utérus, grand-père paternel décédé à 80 ans d'un cancer de l'anus, mère décédée d'un cancer de l'utérus à 60 ans, tante paternelle soignée d'un cancer du sein à 70 ans.

Ginette « ne gueule jamais contre la pluie qui tombe ». Elle n'aime pas se laisser « emmerder par les petites choses ». **Sa colère est très rare**. En revanche, elle est hyperémotive et pleure facilement. Elle est toutefois « obligée de prendre les choses en main » et domine rapidement ses états émotionnels.

Elle habite Paris, son ours de mari, un ingénieur italien, déteste cette ville. Il retape une maison dans le Sud. Elle le voit rarement et souligne le calme de sa vie sexuelle. Lui fait des *ulcères* à répétition. Elle présente une *ulcération* chronique du col de l'utérus.

Les naissances de ses deux filles ont été les événements les plus heureux de sa vie, mais elles ont maintenant 24 et 21 ans. Sa vie maritale a été ponctuée de périodes très difficiles, très stressantes, selon ses propres termes. Les événements les plus douloureux de son existence ont été la mort de sa mère quand elle avait 30 ans et, **il y a sept ans, la mort de la fille de sa sœur**, tuée par un autre enfant, schizophrène. De ces deux événements, elle dit : « Je n'ai rien pu faire. »

Ginette H. n'a plus grand espoir pour sa vie. Elle n'a pas très envie de rejoindre son mari. Ses enfants sont grands. De plus, elle aimait son travail. Et elle est au chômage.

Adèle I., née en 1923, a 58 ans (diagnostic : comédocarcinome + métastase).

Antécédents familiaux : père décédé à 52 ans d'un cancer des intestins. Grand-père paternel décédé d'un cancer à la gorge. D'autre part, ses trois meilleures amies sont mortes d'un cancer du sein à l'âge de 42 ans. La personne qui occupait son bureau avant elle est elle aussi décédée d'un cancer du sein.

Adèle I. **ne se laisse pas aller**, n'aime pas pleurer ou se plaindre devant les autres. **Elle fait face** et fait preuve d'obstination quand elle est confrontée à un problème.

Pas d'information sur son enfance.

Divorcée depuis bien des années, elle a un fils maintenant marié. Elle s'est beaucoup investie dans son éducation. Il reste très proche d'elle. Depuis son divorce, son ex-mari la harcelait. **Il est mort il y a sept ans** dans un accident de voiture. « Il ne pouvait pas en être autrement », dit elle. Sa mort a été la bienvenue, c'était un soulagement, sans doute associé à un sentiment de culpabilité. Il n'est pas confortable de se sentir soulagé de la disparition de quelqu'un. Et de voir ses désirs réalisés.

Elle aime son travail et s'y investit. Elle aime les voyages et se les permet. Après son opération et quelques séances de cobaltothérapie, elle est sortie de l'hôpital guérie. Elle compte retravailler à plein temps, profiter de la joie de voir ses enfants et petits-enfants, et voyager. Sa peau fragilisée par les rayons lui interdit le soleil alors qu'elle s'était programmé un voyage de convalescence en Grèce ! « Cela ne fait rien, je change mes projets, je vais au cap Nord. »

Cette petite phrase fait toute la différence. Adèle I. adore la vie, sait se donner ce qui lui fait plaisir et tient compte de ses besoins. Son cancer était un accident de parcours, elle repart, libérée, vers de nouvelles aventures.

Jacqueline J., née en 1922, 60 ans (diagnostic : adénocarcinome).

Antécédents familiaux : néant.

Jacqueline J. se dit de nature pessimiste, souvent dépressive, mais courageuse, elle va jusqu'au bout. **Elle a tendance à ne pas exprimer ses émotions**. Elle a appris à toujours retenir, depuis petite.

Sa mère est partie quand elle avait 2 ans. De 2 à

5 ans, elle a vécu avec son père et sa grand-mère. Puis son père s'est remarié avec une « peau de vache ». Deux demi-frères sont nés, elle avait 5 et 18 ans. Elle a toujours eu peur de sa belle-mère et est restée toute sa vie pour protéger son père. Elle a préféré rester célibataire et vivre avec son père pour surveiller que tout se passe bien, craignant « du grabuge ». Elle a failli mourir à 42 ans, les médecins n'ont jamais pu dire de quel mal elle était atteinte. Une hypothèse de paludisme n'a pu être validée.

Il y a dix ans, sa belle-mère est morte. « J'ai dit ouf, je ne pouvais pas pleurer. » C'est peu après qu'est apparue une rétraction du mamelon (sans association particulière à cette époque, dit le dossier). **La mort de son père il y a trois ans** a été un grand choc. Depuis elle est dépressive, pleurant matin et soir. Pas dans la journée, car institutrice, elle peut se consacrer aux enfants. Elle était pleine d'énergie, elle n'en a plus. Une seule amie, collègue depuis vingt-cinq ans, la soutient tant bien que mal. À la question sur son avenir, elle répond : « Bof, la campagne avec mon chien, triste. »

Deux choses étaient importantes dans la vie de cette femme : son père, il n'est plus. Et son métier. Elle n'a jamais pris un jour de congé, même pour maladie. Elle faisait preuve d'un dynamisme et d'un dévouement incomparables (informations recueillies auprès de la collègue et amie qui l'avait accompagnée pendant que Jacqueline J. était dans le poste de radiothérapie). Elle adorait son métier. Mais cette année est celle de la retraite. « C'est fini », dit-elle.

En conclusion

Les dix entretiens font apparaître des difficultés à exprimer la colère. Une seule femme dit pouvoir se mettre en colère, mais jamais pour elle-même. Ces femmes atteintes d'un cancer, disent faire attention aux autres, elles n'aiment pas montrer leurs émotions, pour ne pas gêner, ne pas ennuyer. Elles font passer les autres avant elles.

Le besoin de se sentir important a été réprimé depuis leur prime enfance. La maladie leur apporte un bénéfice secondaire, la satisfaction de ce besoin. La plupart des femmes soulignent combien l'attention des autres se porte sur elles depuis le diagnostic. Une seule femme s'est privée de ce bénéfice en ne prévenant pas sa famille, mais elle accapare l'attention des médecins et des infirmières. Certaines malades sont en quelque sorte valorisées par leur cancer. Ce n'est toutefois qu'un bénéfice secondaire. Le bénéfice primaire étant lié à la perte de sens, et à l'activation du scénario : « je n'ai le droit d'exister que si je suis utile » ; « je ne peux être aimée que morte » ; « je n'ai pas de place »...

On retrouve bien un stress majeur, ou une série de stress dans les cinq à sept années précédant le dépistage. Hélas, les dossiers médicaux ne précisaient pas toujours le degré de la tumeur (TNM). Cependant aucun rapport ne semble pouvoir être établi entre le degré d'évolution de la tumeur et la date de l'événement stressant.

Dans la plupart des cas, le stress majeur est une perte d'objet. Décès d'un parent, divorce, perte de travail, perte de réseau relationnel... mais surtout perte de sens et de goût à la vie.

Revenons à Adèle I. Elle a bien vécu une perte, mais cette perte, loin de la désespérer, l'a soulagée. Il est utile de se souvenir que le stress est une réaction d'adaptation de l'organisme quel que soit l'agent stresseur. Le harcèlement de son ex-mari faisait partie de sa vie, elle était adaptée à ce facteur. Elle maintenait son homéostasie, restant probablement en tension. Quand cet ex-mari est mort, la tension mobilisée par la lutte a chuté. Et il a fallu s'adapter à un nouvel état de choses, pour rétablir un nouvel équilibre. C'est cet effort d'adaptation qui est appelé stress. Que ce soit face à un événement négatif (détresse) ou à un événement positif (eustress), les réactions physiologiques sont semblables. La différence est que l'eustress ne fait pas vaciller le désir de vivre. En surmontant son cancer Adèle I. est maintenant guérie.

Ces femmes présentent un profil commun : elles ont tendance à réprimer leur colère et elles ont subi un stress important dans les années précédant leur maladie. C'est un fait. Mais beaucoup de gens ont des difficultés à exprimer leur colère et de très nombreuses femmes entre 30 et 60 ans subissent des stress importants sans déclencher un cancer ! N'oublions pas que l'émergence d'une maladie est multifactorielle. Ont leur importance les facteurs génétiques, chimiques, environnementaux (pollution, nourriture...).

L'agent stresseur spécifique est une perte importante qui prend une signification particulière dans l'histoire de la personne. Les femmes atteintes d'un cancer semblent avoir obtenu leur équilibre à un prix très élevé. Lorsque cet équilibre est rompu, la possibilité de s'adapter une nouvelle fois est faible. Les agents stresseurs ont été trop nombreux et trop rapprochés et ont épuisé les capacités d'adaptation. Ou encore la personne nie la possibilité même de s'adapter à cette perte, trop importante. Jacqueline J. a passé sa vie à protéger son père, « vivre avec mon père » faisait partie de sa définition d'elle-même. Lors du décès de son papa, sa cohérence interne a été ébranlée. La plupart des gens s'adaptent à la mort de leurs parents. Mais pour ceux qui ne savaient pas exister en dehors de leurs parents, il est tout simplement impossible d'accepter cette perte de raison d'être.

Pourquoi ces personnes n'ont-elles pas recouru au suicide ? Pourquoi ne subissent-elles pas une mort subite ? Pourquoi cette longue et douloureuse auto-destruction ?

Cette maladie est peut-être une dernière tentative pour exister, pour tenter de satisfaire des besoins profonds refoulés depuis la plus tendre enfance. Toute leur vie, les personnes atteintes d'un cancer ont fait passer les besoins des autres avant les leurs propres. Même très jeunes, alors que cela n'aurait pas dû être leur rôle, elles ont eu à s'occuper des autres, parfois directement, parfois de manière subtile : « je ne dois pas pleurer sinon je fais peur à maman » ou « je suis bien sage chez grand-mère pour que maman ne se sente pas coupable de m'y avoir laissée ». Leurs besoins de dépendance n'ont pas été comblés. À travers la maladie, le corps parle, il appelle.

Respectons toujours le fait que la maladie est la seule (bien que souvent paradoxale) et probablement la meilleure solution disponible pour la personne face au conflit insurmontable devant lequel elle se trouve.

Depuis ce travail, réalisé en 1981, l'idée de la participation de la psyché dans le processus cancéreux a fait son chemin dans le public, de nombreuses recherches ont été menées [12]. On entend facilement aujourd'hui des expressions comme « elle s'est fait son cancer ». Souvenons-nous qu'il ne s'agit ni d'un processus conscient, ni d'une manipulation pour obtenir de l'attention, mais d'une détresse ancienne et profonde devant laquelle la personne est démunie.

Un diagnostic de cancer du sein peut être une opportunité pour modifier son rapport à la vie et aux autres, décider de guérir en soi l'enfant carencé d'amour, se donner la permission d'être enfin soi-même.

12. Notamment en France : Pierre Marty et Michel Fain ont réalisé une importante recherche sur plusieurs années sur le cancer. Pierre Marty a fondé l'IPSO, Institut psychosomatique de Paris, qui édite depuis 1991 la *Revue française de psychosomatique*.

Glossaire

Adulte : voir État du Moi.

A 1 : l'Adulte dans l'Enfant, élément de la structure du second ordre (voir État du Moi et Petit Professeur).

Bénéfice final de scénario : Croyance – souvent inconsciente – d'une personne sur ce que sera l'aboutissement de sa destinée. Berne en a identifié quatre : « Tu finiras seul et abandonné de tous », « tu deviendras un minable », « tu deviendras fou », « tu vas te tuer ou finir invalide ».

Cadre de référence : « Le cadre de référence d'un individu est la structure des réponses associées qui intègre les différents états du Moi en réponse à des stimuli spécifiques » (Schiff, AAT, vol. 1, nº 3).

Caresses : voir Signes de reconnaissance.

Collection de timbres : accumulation de sentiments le plus souvent négatifs en vue de « s'offrir »

– lorsque la goutte d'eau fait déborder le vase – une scène, une dépression, une rupture ou tout autre passage à l'acte manipulatoire.

Contrat : le contrat thérapeutique définit l'objectif de la personne en thérapie.

Élastiques : il y a élastique quand une personne réagit à une situation présente avec une émotion qui paraît disproportionnée : elle réagit aujourd'hui comme elle l'a fait autrefois lors d'un événement semblable.

Enfant : voir État du Moi.

Épiscénario : « version condensée du scénario d'une personne comprenant obligatoirement la finale tragique qu'elle essaie de "refiler" à quelqu'un d'autre comme elle le ferait d'une pomme de terre trop brûlante pour être tenue en main. L'Adulte dans l'Enfant tente ainsi d'éviter les conséquences destructrices du scénario par des moyens magiques, dans la croyance que si la malédiction peut être transférée à quelqu'un d'autre, il n'aura pas à en souffrir » (Fanita English, AAT 3, nº 9).

État du Moi : ensemble cohérent de sentiments et de pensées qui s'exprime des comportements spécifiques. Berne distingue trois états du Moi : le Parent, l'Adulte et l'Enfant. Il en donne la définition suivante dans *Analyse transactionnelle et psychothérapie*. Un État du Moi parental (le Parent) est un ensemble de sentiments, d'attitudes et de schèmes comportementaux qui ressemblent à ceux d'une figure parentale.

État du Moi Adulte : est caractérisé par un ensemble de sentiments, d'attitudes et de schèmes comportementaux appartenant en propre à la personne et adaptés à la réalité courante.

État du Moi Enfant : est un ensemble de sentiments, d'attitudes et de schèmes comportementaux qui sont des vestiges de l'enfance de l'individu.

Gagnant : personne qui se donne les moyens d'atteindre ses objectifs et les atteint. En cas d'échec, elle ne s'effondre pas, mais en analyse les causes et en tire parti. Berne parle de scénario de Gagnant.

Gestalt : « En Gestalt thérapie, on entend par gestalt la relation dynamique entre un sujet et un objet, une autre personne, une chose, un sentiment, etc. Cette relation est déterminée par un besoin du sujet et tend vers la satisfaction de ce besoin. Le besoin satisfait, la relation cesse alors d'exister et on dit que la gestalt est terminée. » (Marie Petit, *La Gestalt*, éd. Retz, 1980.)

Holistique : du grec « holos » : entier, global.

Injonction : élément du scénario, une injonction est un message inhibiteur, un interdit que l'enfant reçoit de ses parents le plus souvent sous forme verbale : « n'existe pas », « ne ressens pas », « ne grandis pas », « ne réussis pas »... Certaines de ces injonctions sont particulièrement dommageables : « n'existe pas », « ne sois pas de ton sexe », « ne sois pas sain » (de corps ou d'esprit) ; on les appelle des injonctions catastrophiques.

Jeux psychologiques : suite d'échanges stéréotypés basés sur du non-dit et qui tend vers un résultat prévisible et négatif. Il permet de confirmer les croyances du scénario. Les jeux psychologiques peuvent être transactionnels (à plusieurs) ou intrapsychiques (se déroulant entre différentes parties de soi).

Méconnaissance : mécanisme interne par lequel une personne pense et agit comme si quelque aspect de soi, des autres ou de la réalité était moins significatif qu'il ne l'est en fait. Elle nie ou minimise l'information (Schiff, AAT, vol. 1, nº 3).

Message contraignant : message scénarique que l'enfant reçoit de ses parents sous forme de directive. Ils sont au nombre de cinq : « Sois Fort », « Fais Plaisir », « Fais Effort », « Sois Parfait », « Dépêche-toi ».

Parent : voir État du Moi.

Passivité : concept élaboré par Aaron et Jacqui Schiff : « L'objectif de la passivité est de maintenir inopérants ceux des États du Moi qui iraient à l'encontre du contrat de dépendance »

(= la symbiose). Elle se manifeste par quatre formes de comportements :
1. L'abstention (ne rien faire).
2. La suradaptation.
3. L'agitation.
4. L'incapacitation ou la violence.

Perdant : personne qui n'atteint pas ses objectifs et qui échoue souvent pour des raisons scénariques. Berne parle du scénario de Perdant.

Persécuteur : voir Triangle dramatique.

Petit Professeur : nom familier donné à A1, l'Adulte dans l'Enfant, siège de l'intuition et de la créativité.

Positions de vie : images de soi et des autres construites à partir des expériences relationnelles de la petite enfance. Elles sont au nombre de quatre :
OK + OK + ou (+ +) : je m'accepte tel que je suis, j'accepte les autres.
OK + OK – ou (+ –) : je suis quelqu'un de bien, les autres ne valent rien ; position de survalorisation de soi et dévalorisation des autres.
OK – OK + ou (– +) : je ne vaux pas grand-chose, les autres valent mieux que moi ; position de dévalorisation de soi et de survalorisation des autres.
OK – OK – ou (– –) : je ne vaux rien, les autres non plus. Dévalorisation de soi et des autres.

Racket : sentiment substitutif qui remplace le sentiment authentique lorsque l'expression de celui-ci est interdit. Comportement manipulatoire pour obtenir satisfaction. Sentiment familier hors de propos avec la réalité d'ici et maintenant, fondé sur des croyances négatives et confirmé par des perceptions sélectives.

Racket system, ou système de scénario : « Système déformant et autorenforçant formé de sentiments, de pensées et de comportements que les personnes entretiennent sous l'emprise de leur scénario » (Richard Erskine et Marylin Zalcman, AAT 3, n° 12).

Redéfinition : mécanisme qu'utilisent les personnes pour maintenir leur point de vue sur elles-mêmes, sur les autres ou sur le monde, dans le but de promouvoir leur scénario (Schiff, AAT, vol. 1, n° 3). Les personnes redéfinissent les informations pour les rendre compatibles avec leur cadre de référence.

Sauveur : voir Triangle dramatique.

Scénario : concept d'Éric Berne, le scénario est un « plan de vie » en marche formé dans la première enfance sous la pression des parents. C'est une force qui pousse l'individu vers sa destinée au mépris de son propre combat ou de ce qu'il dit être sa volonté libre.

Signes de reconnaissance : concept élaboré par Berne et Steiner. Marques d'attention données par autrui (poignée de main, regard, compliment, coup, critique...). « Les signes de reconnaissance sont aussi nécessaires à la vie humaine que les autres besoins biologiques primaires : nourriture, boisson, abri ; la non-satisfaction de ces besoins entraîne la mort » (Steiner, « L'économie des caresses », *in* AAT, vol. 2, nº 5).

Structuration du temps : Berne a mis en évidence six façons de structurer notre temps avec les autres ; classifiées par ordre d'apport croissant de signes de reconnaissance : le retrait, le rituel, le passe-temps, l'activité, le jeu psychologique, l'intimité.

Symbiose : relation de dépendance étroite qui s'installe entre deux personnes – à l'instar de la relation mère-enfant de la naissance à 15 mois environ – et dont la conséquence est que ces deux personnes ne fonctionnent plus à elles deux qu'avec trois états du Moi au lieu de six, les trois autres étant exclus.

Timbre : voir Collection de timbres.

Triangle dramatique : concept créé par Stephen Karpman pour mettre en évidence les trois rôles que nous tenons dans les jeux psychologiques : Sauveur, Persécuteur ou Victime. Au cours des jeux, les personnes passent plus ou moins rapidement d'une position à l'autre.

Une personne prend le rôle de **Victime** quand elle

se met en position d'être critiquée, dévalorisée, malmenée ou prise en charge abusivement par quelqu'un d'autre.

Une personne est **Sauveur** quand elle vient en aide à quelqu'un sans que celui-ci en ait fait la demande directe.

Une personne est **Persécuteur** quand elle fait pression sur quelqu'un, lui adresse reproches ou critiques de façon destructrice.

Victime : voir Triangle dramatique.

Visualisation positive : méthode utilisant l'imagerie mentale comme outil de guérison.

Solution de la page 67 :

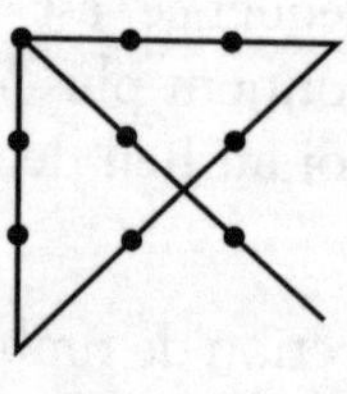

Bibliographie

AJURRIAGUERRA Julian de, *Manuel de psychiatrie de l'enfant*, Masson, 1980.

BENSON Herbert, *The Mind and body effect*, Berkley Books, 1980.

BERNE Éric, *Des jeux et des hommes*, Stock, 1984.

Que dites-vous après avoir dit bonjour ?, Tchou, 1999.

BOWLBY John, *L'attachement*, PUF, 2000.

La perte, PUF, 1984.

EHRLICH Stephane, *Apprentissage et mémoire chez l'homme*, PUF, 1975.

FREUD Sigmund, *Inhibition, symptôme et angoisse*, PUF, 2002.

GORDON Thomas, *Parents efficaces*, Belfond, 1987 ; Marabout, 1996.

GUIR Jean, *Psychosomatique et cancer*, Point Hors Ligne, 1993.

HAIMOWITZ ET HAIMOWITZ, *Suffering is optional*, Haimowoods Press, 1976.

HOLMES, « Social reajustement Scale », *Journal of Psychosomatic Research*, vol. XI, 1967.

HUTSCHNECKER Arnold, *The will to live*, Cornerstone Library, 1978.

KELLEY Charles, *Education in feeling and purpose*, éd. The Radix Institute, 1974. « Psychological factors in Myopia », *Journal of the American optometric Association*, vol. 33, n° 11, juin 1962. Et *New Techniques of Vision improvement*, Radix Institute, 1971.

LORENZ Konrad, *Trois essais sur le comportement animal et humain*, Seuil, 1970.

LABORIT Henri, *L'inhibition de l'action*, Masson, 1986.

LAPLANCHE Jean, PONTALIS Jean-Bertrand, *Vocabulaire de la psychanalyse*, PUF, 2002.

LESHAN Lawrence, *Vous pouvez lutter pour votre vie*, Laffont, 1982.

PIAGET Jean, *La psychologie de l'intelligence*, Armand Colin, 1998.

La construction du réel chez l'enfant, Delachaux et Niestlé, 1998.

Le jugement et le raisonnement chez l'enfant, Delachaux et Niestlé, 1978.

REICH Wilhelm, *L'analyse caractérielle*, Payot, 1992.

REUCHLIN Maurice, *Psychologie*, PUF, 2002.

SELYE Hans, *Le stress de la vie*, Gallimard, 1975.

SIMONTON Carl, MATTHEWS-SIMONTON Stephanie, CREIGHTON James, *Guérir envers et contre tout*, Desclée de Brouwer, 1982.

SIRIM, *Alors survient la maladie*, Empirika, 1983.

SPITZ René, *La première année de la vie de l'enfant*, PUF, 1953.

STEINER Claude, *L'autre face du pouvoir*, Desclée de Brouwer, 1995.

SPITZ René, *De la naissance à la parole*, PUF, 2002.

Articles des Actualités en Analyse transactionnelle

BOYD Harry, *Responsable ou coupable ?*, vol. 2, nº 7.

ENGLISH Fanita, *L'épiscénario et le jeu de la pomme de terre brûlante*, vol. 3, nº 9.

ERNSKINE Richard, *Guérir le scénario ; niveau comportemental, intra-psychique et physiologique*, vol. 4, nº16.

ERNSKINE Richard et ZALCMAN Marilyn, *Le circuit du sentiment parasite*, vol. 3, nº 12.

GLENDE Nancy, *La quatrième issue secrète : la maladie*, vol. 7, nº 2.

GOULDING, *Décisions de vie et scénarios*, vol. 1, nº 2.

KAHLER TAIBI, *Le mini-scénario*, vol. 1, nº 4.

MELLOR Ken et SCHIFF Eric, *Méconnaissances*, vol. 1, nº 3.

O'HEARNE ESLINGER Jeanne, *L'A.T., Piaget et la pensée magique*, vol. 3, nº 10.

SCHIFF J. et SCHIFF A.W., *Cadres de référence*, vol. 1, nº 3.

WOLFE A. et SCHIFF Jacqui, *Passivité*, vol. 1, nº 3.

WOOLAMS, *Moins de caresses vaut parfois mieux*, vol. 2, nº 5.

Bibliographie de l'Annexe

BALTRUSCH H.J.F., « Psychosomatic cancer research : present status and future perspectives », *Psychologie et cancer, compte-rendu des 2e journées médicales sur les problèmes psychologiques en rapport avec le cancer*, Masson, 1978, p. 7-11.

HOLDEN C., « Cancer and the mind : How are they connected ? », *Science*, juin 1978, vol. 200, p. 1363-1369.

TACHE J., SELYE H., « Le stress biologique : implications pour le cancéreux », *Psychologie et cancer*, Masson 1978, p. 137-140.

SUTHERLAND A., « Psychological impact of cancer and its therapy », *Cancer jornal for cliniciens*, mai-juin 1981, vol. 31 nº 3, p. 159-170.

Pour recevoir nos programmes de stages, de conférence, vous inscrire à une formation ou acheter des cassettes de conférences ou d'exercice, écrivez (lisiblement) vos nom, prénom, adresse à :

Isabelle FILLIOZAT
454, carraire de Verguetier
13090 Aix-en-Provence
Tél. : 04.42.92.62.88
Fax : 04.42.92.50.89

Sur le site internet www.filliozat.net vous pouvez consulter le programme, poser vos questions à Isabelle, commander en ligne.

Pour recevoir une liste de psychothérapeutes dans l'énergie de ce livre, joignez une enveloppe affranchie pour 50 g, libellée à vos nom et adresse.

Hélène ROUBEIX
École de PNL humaniste
5 *bis*, rue Maurice Desvallières
77240 Seine-Port
Tél. : 01.64.41.95.98
Fax : 01.64.41.98.78
e-mail : pnl-humaniste@wanadoo.fr
site internet : www.pnl-humaniste.fr

Table

Composition : Facompo, Lisieux

Achevé d'imprimer en septembre 2003
par l'Imprimerie Floch à Mayenne
pour le compte des Éditions Desclée de Brouwer

N° d'imprimeur : 58031
Dépôt légal : septembre 2003

Imprimé en France